Wiebke Herbst

Neurogene Dysphagien und ihre Therapie
bei Patienten mit Trachealkanüle

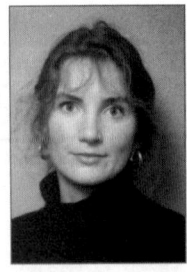

Die Autorin:
Wiebke Herbst, Jahrgang 1967, beendete 1989 ihre Ausbildung zur Logopädin. Anschließend sammelte sie in einem Münchner Akutkrankenhaus Erfahrungen in der Behandlung neurologisch bedingter Sprach-, Sprech- und Schluckstörungen, bevor sie 1992 zum Neurologischen Krankenhaus München (NKM) wechselte. Ihr Studium der Sprachbehindertenpädagogik an der LMU München schloss sie 1998 ab. Nach 10-jähriger Tätigkeit am NKM ist sie jetzt in eigener Praxis tätig. 2002 erschien im gleichen Verlag der Ratgeber „Dysphagie. Schluckstörungen nach Schlaganfall und Schädel-Hirn-Trauma (SHT)".

Wiebke Herbst

Neurogene Dysphagien und ihre Therapie bei Patienten mit Trachealkanüle

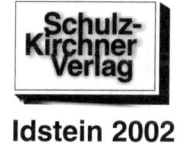

Idstein 2002

Bibliografische Information Der Deutschen Bibliothek

Die Deutsche Bibliothek verzeichnet diese Publikation in der Deutschen Nationalbibliografie; detaillierte bibliografische Daten sind im Internet über http://dnb.ddb.de abrufbar.

Besuchen Sie uns im Internet: www.schulz-kirchner.de

2. überarb. Auflage 2002
1. Auflage 2000
ISBN 3-8248-0394-1
Alle Rechte vorbehalten
© Schulz-Kirchner Verlag GmbH, Idstein 2002
Lektorat: Dr. Jürgen Tesak
Umschlagentwurf und Layout: Petra Jeck
Druck und Bindung: Rosch-Buch, Scheßlitz
Printed in Germany

Inhaltsverzeichnis

Vorwort		**9**
I	**Einleitung**	**11**
II	**Neurogene Dysphagien**	**13**
1	Begriffsbestimmung / Definition	14
2	Physiologie des Schluckens	15
2.1	Darstellung der einzelnen Phasen des Schluckens	16
2.1.1	Orale Vorbereitungsphase	16
2.1.2	Orale Transportphase	17
2.1.3	Pharyngeale Phase	18
2.1.4	Ösophageale Phase	20
3	Pathophysiologie des Schluckens	20
3.1	Aspirationsformen	21
3.1.1	Prädeglutitive Aspiration	21
3.1.2	Intradeglutitive Aspiration	22
3.1.3	Postdeglutitive Aspiration	23
4	Neuroanatomie des Schluckens	23
5	Ätiologien neurogener Dysphagien	27
6	Diagnostische Verfahren	28
III	**Tracheotomie**	**37**
1	Definition	38
2	Geschichtlicher Hintergrund	38
3	Indikationen zur Tracheotomie	39
4	Operative Verfahren	40
4.1	Tracheotomie	40
4.2	Tracheo<u>s</u>tomie	41
4.3	Perkutane dilatative Tracheotomie ("Punktionstracheotomie", "Dilatationstracheotomie")	42
4.4	Intra- und postoperative Komplikationen der Tracheotomie und der Tracheo<u>s</u>tomie:	42
4.4.1	Trachealstenose	43
4.4.2	Tracheobronchomalazie	44
5	Tracheostoma	44

5.1	Tracheostoma bei erhaltenem Kehlkopf	45
5.1.1	Temporäres Tracheostoma	45
5.1.2	Langfristiges Tracheostoma	45
5.2	Tracheostoma nach Laryngektomie	46
IV	**Trachealkanülen in der Therapie neurogener Dysphagien**	**47**
1	Therapieverfahren	48
1.1	Invasive Therapieverfahren	48
1.2	Nicht invasive Therapieverfahren	49
2	Indikation zur Tracheotomie bei Dysphagiepatienten	50
2.1	Drei Tracheotomie-Methoden im Vergleich	51
3	Trachealkanülen in der Dysphagietherapie	53
3.1	Blockbare Trachealkanülen	55
3.1.1	Konsequenzen der geblockten Trachealkanüle	58
3.1.2	Orale Ernährung bei geblockter Kanüle?	59
3.2	Gefensterte blockbare Kanülen	60
3.3	Sprechkanülen	63
3.4	Platzhalter	65
3.5	Spezielle Anforderungen	65
3.6	Ziele bei der Trachealkanülenwahl in der Dysphagietherapie	66
3.7	Nachteile von Trachealkanülen	69
4	Pflegerische Betreuung tracheotomierter Patienten	72
4.1	Tracheostomapflege	72
4.2	Anfeuchtung der Trachealschleimhaut	73
4.3	Absaugen	74
4.4	Kanülenwechsel	75
5	Funktionelle Schlucktherapie bei tracheotomierten Patienten	76
5.1	Therapieplanung	77
5.2	Therapie tracheotomierter Patienten	78
5.2.1	Grundsätzliche Empfehlungen für die Therapie	78
5.2.2	Voraussetzungen für das Entblocken einer geblockten Trachealkanüle	79
5.2.3	Vorteile des Entblockens	80
5.2.4	Steigerung der Entblockungszeiten	82
5.2.5	Entwöhnung von der Kanüle	83
5.2.6	Dekanülierung und Tracheostomaverschluss	85

5.2.7	Schluckversuche	87
5.3	Funktionelle Therapieprinzipien	91
5.3.1	Kausale Methoden	94
5.3.2	Kompensatorische Methoden	96
5.3.2.1	Haltungsänderungen	97
5.3.2.2	Adaptierende Verfahren	98
5.3.2.3	Schluckmanöver	101

V	**Fallbeispiel**	**107**
1	Ärztliche Diagnose	107
2	Persönliche Daten der Patientin	108
3	Diagnostik	109
3.1	Klinische Schluckuntersuchung	109
3.1.1	Anamnese	109
3.1.2	Überprüfung der am Schlucken beteiligten Organe	110
3.1.3	Direkte Schluckbeobachtung	111
3.1.3.1	Ernährungsweise	111
3.1.3.2	Schluckversuche / Schluckbeobachtung	111
3.2	Untersuchung der senso-motorischen Funktionen von Mund, Rachen und Kehlkopf	112
3.3	Dynamische Aufzeichnung des oro-pharyngo-ösophagealen Schluckaktes	112
4	Funktionelle Schlucktherapie	113
4.1	Therapieziele	113
4.2	Kausale Methoden	113
4.3	Kompensatorische Methoden	114
5	Verlaufskontrolle	115
6	Weiterer Therapieverlauf	116
7	Dysphagie-Abschlussbefund	117
8	Zusammenfassung	117

Danksagung	**119**
Literaturverzeichnis	**120**
Schlagwortregister	**129**

VORWORT

Im Gegensatz zu anderen Bereichen neurologischer Rehabilitation war die Schlucktherapie ein in Deutschland lange Zeit etwas vernachlässigtes Fachgebiet. Dies hat sich in den letzten Jahren erfreulicherweise geändert. Es wurde zunehmend erkannt, dass neurologisch bedingte Schluckstörungen für die betroffenen Patienten negative Auswirkungen auf allen „Behinderungsebenen" haben. Dies betrifft insbesondere die Ebene Disability (Fähigkeitsstörung), das heißt die Abhängigkeit von fremder Hilfe, und die Ebene Handikap (psychosoziale Beeinträchtigung), womit insbesondere die Lebensqualität gemeint ist. Außerdem besteht kein Zweifel mehr daran, dass eine erfolgreiche Schlucktherapie auch unter sozioökonomischen Gesichtspunkten hohe Relevanz besitzt, wenn man etwa an die hohen Kosten einer Nahrungszufuhr über Sondensysteme bzw. von Trachealkanülen denkt.

Nur wenige Arbeiten haben sich mit schlucktherapeutischen Fragestellungen bei neurologischen Patienten mit *Trachealkanülen* befasst. Dies ist umso erstaunlicher, als es sich bei dieser Patientengruppe in aller Regel um die am schwersten Betroffenen handelt. In dem vorliegenden Buch wird aus der Sicht einer Schlucktherapeutin nach einer sehr übersichtlichen Darstellung physiologischer, pathophysiologischer und neuroanatomischer Grundlagen neurogener Schluckstörungen auf das Problem der Tracheotomie und auf die Einsatzbereiche verschiedener Trachealkanülentypen eingegangen. Einen weiteren Schwerpunkt des Buches stellt die Beschreibung der Dysphagietherapie bei tracheotomierten Patienten dar, wobei die Implikationen eines Tracheostomas auf den Verlauf der Schlucktherapie im Detail beschrieben werden. Abgerundet wird das Buch durch die kasuistische Darstellung schluckdiagnostischer und -therapeutischer Verfahren sowie des Rehabilitationserfolges bei einer tracheotomierten Patientin. Diese Einzelfalldarstellung scheint aus meiner Sicht für den Leser von besonderer Bedeutung, da in sehr anschaulicher Weise die oftmals schwierigen diagnostischen und therapeutischen Entscheidungen beschrieben werden.

Als Rehabilitationsmediziner, der sich seit vielen Jahren mit dem Problem neurogener Schluckstörungen befasst, gratuliere ich dem Leser zum Erwerb dieses Buches und hoffe, dass er daran genau so viel Gefallen finden und Nutzen ziehen wird, wie ich selbst.

Meiner Mitarbeiterin, Frau Wiebke Herbst, sei an dieser Stelle gedankt, dass sie, – aufbauend auf ihrer langjährigen Erfahrung im Umgang mit schluckgestörten Patienten –, diese schwierige Materie angegangen und das vorliegende Buch mit viel didaktischem Geschick verfasst und damit eine wichtige inhaltliche Lücke geschlossen hat.

München im Sommer 1999

Dr. Mario Prosiegel

Chefarzt Neurologisches Krankenhaus München

Einleitung

Schlucken zu können ist eine Fähigkeit, die in der Regel problemlos funktioniert. Gelegentliches Verschlucken kommt durchaus vor und ist nichts Ungewöhnliches. Es ist nach kräftigem Husten vorbei, und die orale Ernährung ist nicht weiter beeinträchtigt. Dagegen sind Patienten[1], die unter einer Dysphagie (Schluckstörung) leiden, in vielen Fällen erst einmal fassungslos, dass etwas Alltägliches wie das Schlucken nicht mehr reibungslos vonstatten geht. Das Spektrum reicht von leichten Störungen (die dennoch subjektiv sehr belasten können) bis hin zu schweren Formen, die lebensbedrohlich (akute Erstickungsanfälle, Lungenentzündungen) werden können. Die Versorgung mit einer (geblockten) Trachealkanüle ist dann lebenswichtig und unumgänglich. Dennoch sind die Konsequenzen für die Patienten sehr belastend: Sie können oft nur noch stimmlose Sprechbewegungen durchführen, benötigen zusätzliche pflegerische Hilfe im Umgang mit der Kanüle und dürfen u. U. nichts mehr oral zu sich nehmen. Das bedeutet, dass sie auf künstliche Ernährung angewiesen sind.

Da die Patienten sich nicht mehr an Unterhaltungen beteiligen können, fühlen sie sich sozial isoliert (und sind es auch). Sie schämen sich für ihre Kanüle, für den Speichelfluss aus dem Mund, für die heftigen Hustenanfälle und fühlen sich unter den Blicken fremder Personen unwohl. Sie neigen dazu, sich zurückzuziehen und soziale Kontakte abzubrechen.

Die Behandlung tracheotomierter, mit einer Trachealkanüle versorgter Patienten stellt ein erweitertes Aufgabengebiet der funktionellen Schlucktherapie dar, weil die Therapeutin[2] zusätzlich mit den

---

1 Hier und im Folgenden ist mit „Patienten" bzw. „der Patient" sowohl die männliche als auch die weibliche Form gemeint.
2 Hier und im Folgenden bezieht die Bezeichnung „die Therapeutin" gleichwertig „den Therapeuten" mit ein.

Konsequenzen der Tracheotomie und dem optimalen Kanülenhandling des Patienten vertraut sein muss.

Aufbauend auf diesen Überlegungen habe ich versucht, eine Vernetzung fachlicher Informationen mit praktischen Erfahrungen herzustellen. Für Anregungen und konstruktive Kritik der Leserinnen und Leser wäre ich dankbar. Diese können an den Verlag oder direkt an meine E-Mail-Adresse wiebke.herbst@arcor.de gesendet werden.

Wiebke Herbst

NEUROGENE DYSPHAGIEN

Dieses Kapitel stellt in einem Überblick den Themenkomplex der neurogenen Dysphagien (neurologisch bedingte Schluckstörungen) vor. Dabei werden die grundlegenden Aspekte des physiologischen Schluckvorganges, der Pathophysiologie des Schluckens, der Neuroanatomie, der Ätiologien und der diagnostischen Verfahren zur Sprache kommen. Das Kapitel erhebt keinen Anspruch auf Vollständigkeit.

Die Kenntnis der physiologischen Abläufe des Schluckvorganges stellt die Grundlage für die Diagnostik und die Therapie dar (Armstrong & Netterville, 1995; Miller & Eliachar, 1994). Herauszufinden, ob und wie ein Patient von den physiologischen Gegebenheiten beim Schlucken abweicht, ist der erste Schritt, um einen speziell auf seine Störung zugeschnittenen Therapieplan zu erstellen (Baredes et al., 1992). Denen in der Diagnostik ermittelten klinisch-pathologischen Zeichen werden hierbei die Störungsursache und die möglichen radiologischen Symptome gegenübergestellt (vgl. Logemann, 1997; Bartolome, 1999a).

1 Begriffsbestimmung / Definition

Die Bezeichnung *Dysphagie* entstammt dem griechischen Wort „phagein = essen" (Arnold & Nager, 1991) und bezeichnet die Störung des Schluckvorganges. Das „Kardinalsymptom" und die gefährlichste Folge der Dysphagie ist die *Aspiration,* die gegenüber der *Penetration* abzugrenzen ist (Rosenbek et al., 1996a).

Eine *Penetration* bedeutet, dass Speichel, Nahrung und/oder Flüssigkeit in den Kehlkopf bis auf Höhe des Stimmbandniveaus eingetreten ist. Gelangt Speichel/Nahrung/Flüssigkeit in den subglottischen Raum, d.h. unterhalb des Stimmbandniveaus und in die tieferen Atemwege, so spricht man von *Aspiration*. Die chronische Aspiration kann zum einen intolerable Irritationen und Schäden der Luftwege verursachen und zum anderen, abhängig von Quantität und Qualität des aspirierten Materials, zur *Aspirationspneumonie* (vgl. II/6) führen und in schweren Fällen lebensbedrohlich werden (Miller & Eliachar, 1994).

Bei der so genannten *stillen Aspiration* liegt ebenfalls eine Aspiration vor, jedoch *ohne Auslösung des Hustenreflexes*. Es besteht daher die Gefahr, dass die Aspiration übersehen wird. Aus diesem Grund sollte bei bestimmten neurologischen Erkrankungen schon im Akutstadium an eine Schluckstörung mit Aspiration gedacht werden (vgl. II/5).

Neurogene Dysphagien sind Schluckstörungen, die durch eine neurologische Erkrankung bedingt sind (vgl. II/5).

Bei bestehender Aspirationsgefahr ist Vorsicht gegenüber oraler Ernährung geboten. Die *künstliche Ernährung* über eine Nasensonde oder PEG (Perkutane Endoskopische Gastrostomie, vgl. IV/1.1) ist im Initialstadium der Dysphagie häufig indiziert (Avery-Smith, 1992; Short et al., 1996).

2 Physiologie des Schluckens

Die nun folgende Darstellung des physiologischen Schluckablaufes wird sich schwerpunktmäßig an therapeutisch relevanten Vorgängen orientieren.

Der physiologische Schluckvorgang ist ein über das zentrale Nervensystem gesteuertes, hochkomplexes Ereignis, bei dem in feinster Abstimmung 50 Muskelpaare einen schnellen und reibungslosen Transport von Speichel und/oder Nahrung in den Magen gewährleisten.

Außerdem dient Schlucken dazu, die oberen Atemwege von Sekreten zu reinigen (Baredes et al., 1992).

Die aus Analysen des physiologischen Schluckvorganges gewonnenen Erkenntnisse stellen die Basis für die Diagnostik und Thera-

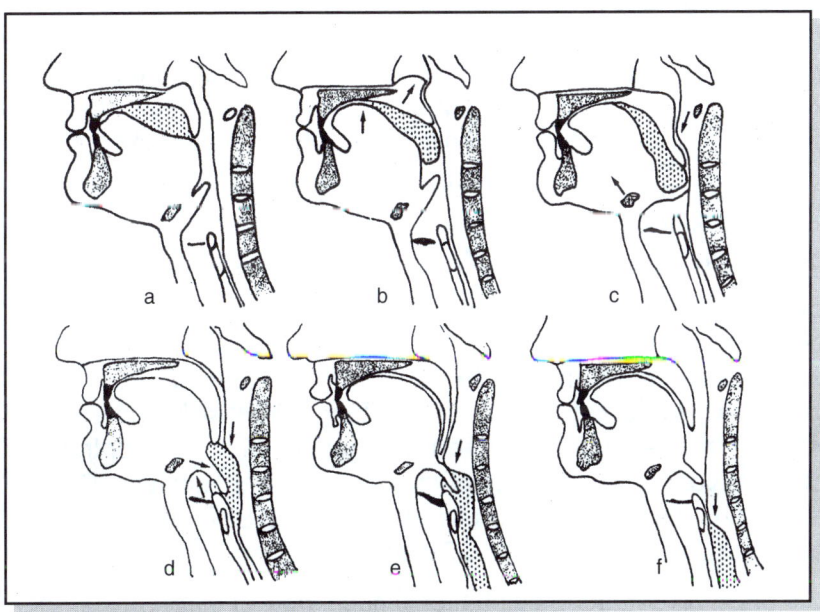

Abb. 1: Schema des Ablaufs eines normalen Schluckaktes im seitlichen Strahlengang (Hannig & Wuttge-Hannig, 1999, S. 68). Mit freundlicher Genehmigung

pie des pathologischen Schluckvorganges dar (vgl. II/6). In diesem Zusammenhang hat sich die künstliche Einteilung des physiologischen Gesamtablaufes in vier Phasen bewährt: Die orale Vorbereitungsphase, die orale Transportphase, die pharyngeale und die ösophageale Phase. Die beiden ersten Phasen können auch als orale Phase zusammengefasst werden (Miller, 1993).

2.1 Darstellung der einzelnen Phasen des Schluckens

2.1.1 Orale Vorbereitungsphase

Ist der *manuelle Nahrungstransport* in die Mundhöhle erfolgt, so sind die Lippen geschlossen und die Speise befindet sich auf dem vorderen bis mittleren Zungendrittel. Verschiedene Rezeptoren für Geschmack, Beschaffenheit, Geruch und Temperatur *analysieren* die Nahrung. Auf diese Weise ist es möglich, nicht schluckbare Bestandteile, z. B. Gräten, wahrzunehmen und aus der Mundhöhle zu entfernen. Andererseits regt diese Analyse die Produktion von Speichel und Magensaft und die Bereitschaft zu schlucken an.

Im Zusammenspiel von erhöhtem Wangentonus, Kieferbeweglichkeit, Lippenschluss und Dreh- und Seitwärtsbewegungen der Zunge wird die Nahrung in der Mundhöhle kontrolliert.

Beim *Kauen fester Konsistenzen* führt der Kiefer ineinander übergehende Bewegungen in die Richtungen oben-unten, Mitte Seite, vor-zurück aus (Neumann, 1993b). Die Gesichts- und Halsmuskulatur wirkt hierbei unterstützend. Die Zunge dreht sich während des Kauvorganges zu der Seite, auf der gekaut wird. Die Kontraktion der Wangenmuskulatur erfolgt ebenfalls auf der Kauseite. Das intakte sensorische Feed-back verhindert, dass die Zunge beim Kauen verletzt wird (Bartolome, 1999d).

Die orale Vorbereitung beinhaltet je nach *individuellen Gewohnheiten* verschiedene Bewegungsmuster: Manche Personen führen ausgeprägt lange, sorgfältige Kaubewegungen durch, andere kauen die gleiche Nahrung in kürzerer Zeit. Einige bewegen flüssige oder breiige Konsistenz im Mundraum hin und her, während andere den Bolus gleich in der Zungenschüssel halten.

Das durchschnittliche Bolusvolumen pro Schluck hängt von der Viskosität ab. Mit zunehmender Viskosität der Nahrung verringert sich das Bolusvolumen (Kahrilas & Logemann, 1993): Für Flüssigkeiten sind es ungefähr 20 ml, für breiige Konsistenz 5-7 ml (vgl. Bartolome, 1999d; Neumann, 1999).

Am Ende der oralen Vorbereitung unterteilt die Zunge große Nahrungsmengen in kleinere Portionen. Mit einer *adäquaten Nahrungsmenge* wird ein Bolus geformt (Dodds et al., 1990). Dabei erreicht die Zungenspitze die oberen Schneidezähne, und es entsteht ein Verschluss von vorderer und seitlicher Zungenkante mit dem Alveolarkamm. Auf diese Weise nimmt die Zunge eine *Schüsselform* an. Dieser Verschluss bietet die Stabilität und den Widerstand, der nötig ist, um den Bolus „anzutreiben".

2.1.2 Orale Transportphase

Dieses „Antreiben" erfolgt durch die wellenförmigen *Auf- und Rückwärtsbewegungen des Zungenmittelteils*, die den oralen Transport einleiten. Der Bolustransport am Gaumen entlang in Richtung Pharynx wird durch die Ausbildung einer zentralen Zungenfurche, die dem Bolus als Rampe dient, erleichtert (Dodds et al., 1990). Zusätzlich wirken sich der Lippenschluss und die Tonisierung der Wangen günstig aus, da der entstehende negative Sog in der Mundhöhle zur Transporterleichterung führt (Bartolome, 1999d; Neumann, 1993b, 1999).

Der wellenförmigen Zungenbewegung wird außerdem die Auslösung des Schluckreflexes zugeschrieben. Die Position der Reflextriggerung verlagert sich mit zunehmendem Alter (60 Jahre und älter) von den vorderen Gaumenbögen (bei jüngeren Personen) in Richtung Zungengrund (Tracy et al., 1989).

Welche Stimuli zur Auslösung des Schluckreflexes führen, ist nicht vollständig erforscht. Einflussfaktoren stellen auf jeden Fall olfaktorische, gustatorische und taktile Reize dar. Ein entscheidender Aspekt des sensorischen Inputs sind die *propriozeptiven Rückmel-*

dungen durch die Zungenbewegungen. Hat sich die Zungenbeweglichkeit durch eine neurogene oder strukturelle Schädigung verändert, kann dieser Umstand zu einer verzögerten Reflexauslösung führen, weil die Stimulation der tieferen propriozeptiven Rezeptoren durch die gestörte Zungenbeweglichkeit verändert ist und somit die sensorischen Input-Pattern zum Kortex und Hirnstamm andere Informationen erhalten (vgl. Logemann, 1995).

2.1.3 Pharyngeale Phase

Mit der *Auslösung des Schluckreflexes* beginnt definitionsgemäß die pharyngeale Phase. Während die orale Vorbereitungs- und Transportphase noch einer willentlichen Steuerung unterliegen, sind die Sequenzen der pharyngealen Phase mit einer reflexgesteuerten Bewegungskette gleichzusetzen. Es erfolgt innerhalb einer Sekunde der Bolustransport in die Speiseröhre bei gleichzeitigem Schutz des Atemweges (Dodds et al., 1990).

Der Bolus gelangt über die Hinterzunge in den Bereich der Valleculae. Das Gaumensegel hebt sich und bewirkt dadurch einen Abschluss des Nasopharynx. Auf diese Weise wird ein Eintreten von Bolusanteilen in die Nase (nasale Penetration) verhindert (Lierse, 1990; Neumann, 1993b). Während der Bolus durch die *Zungenschubkraft* (schnelle kolbenartige Rückwärtsbewegung) vom Oro- in den Hypopharynx befördert wird, kontrahiert zunächst der obere der drei *Pharynxkonstriktoren* (Schlundschnürer). Dieser Kontraktion schließen sich die anderen beiden Schlundschnürer an (pharyngeale Peristaltik). Die Aktivität der suprahyoidalen Muskulatur führt durch ihre Zugwirkung zu einer Bewegung des im Ruhezustand nahe der Rachenhinterwand gelegenen Kehlkopfes in Richtung vorne-oben (Bartolome, 1999d). Die dadurch entstehende *Raumerweiterung* des Hypopharynx ermöglicht die Boluspassage. Die Zungenschubkraft führt zu einer Krafteinwirkung auf den schlundabwärts zeigenden Bolusanteil. Für den Transport des Bolusendes ist maßgeblich die pharyngeale Kontraktion zuständig (Logemann, 1995). Der hypopharyngeale Saugpumpenstoß wird mit der Öffnung des oberen Ösophagussphinkters in Zusammenhang gebracht (vgl. Neumann, 1999).

Wie bereits erwähnt, kommt es durch die Kontraktion der suprahyoidalen Muskulatur zu einer *Bewegung von Zungenbein und Kehlkopf nach vorne-oben*. Dadurch wird nicht nur der Eintritt des Bolus in den Pharynx, sondern auch die Epiglottiskippung und die *Öffnung des oberen Ösophagussphinkters* erleichtert (Wuttge-Hannig & Hannig, 1993). Der Kehlkopf ist für die Atmung, die Stimmfunktion sowie für den Schutz der unteren Atemwege während des Schluckens verantwortlich (Cooper, 1992; Tucker & Lavertu, 1992). Der *dreifache Kehlkopfverschluss* beginnt auf Stimmbandniveau und bewegt sich aufwärts: In Verbindung mit dem reflektorischen Atemstopp erfolgt der Stimmlippenschluss, ihm schließen sich der Taschenfaltenschluss und die Epiglottiskippung an (Dodds et al., 1990). Diese Mechanismen haben zum Ziel, die tieferen Luftwege „hermetisch" abzuriegeln, um eine Aspiration zu verhindern (Miller & Eliachar, 1994). Der Epiglottisschluss entsteht durch das Zusammenwirken des Bolusdruckes von oben, des Muskelzuges der aryepiglottischen Muskeln nach unten und des kombinierten Druckes durch die Zungenrückwärtsbewegung und die Kehlkopfhebung (Logemann, 1988).

Der Speiseröhreneingang entspricht einem Muskelsegment, oberer Ösophagussphinkter (oÖS), Pharyngoösophagussegment (PE-Segment) oder Musculus Cricopharyngeus (CP) genannt. Dieser Sphinktermuskel hat die bedeutungsvolle Aufgabe, die zeitgerechte und ausreichend weite Öffnung der Speiseröhre gegen Ende der pharyngealen Phase zu gewährleisten. Der im Ruhezustand geschlossene Muskel besitzt einen Ruhetonus, der Rückfluss von Mageninhalt in den Pharynx verhindert (vgl. Ekberg & Olsson, 1985; Lang & Shaker, 1994; Liebermann-Meffert, 1985; Pototschnig & Thumfart, 1995; Pouderoux & Kahrilas, 1995). Der Öffnung des oberen Ösophagussphinkters ist die reflektorische Tonussenkung bzw. *Muskelerschlaffung* (Relaxation) vorgeschaltet. Diese erfolgt im Millisekundenbereich vor der Kehlkopfhebung. Die Kehlkopfhebung führt durch ihre Zugwirkung zu einer passiven Aufdehnung des Sphinkters. Die Relaxation und die Öffnung des oberen Ösophagussphinkters sind aufeinander abgestimmte Ereignisse (Lang & Shaker, 1994; Neumann, 1993b). Die Öffnungsdauer hängt mit dem Eigengewicht des Bolus, der Zungenschubkraft, der Dauer der Kehlkopfhebung und der pharyngealen Kontraktion zusammen (vgl. Bartolome, 1999d; McConnel et al., 1989). Nachdem der Bolus in die Speiseröhre transportiert worden ist, senken sich Zungenbein und Kehlkopf. Die Kontraktionswelle der Rachenmuskulatur erreicht den Sphinkter, der Ruhetonus stellt sich ein, d.h. der Sphinkter ist geschlossen. Das System ist auf Atmung umgestellt, der Nasopharynx und die Glottis sind wieder geöffnet (Neumann, 1993b, 1999).

2.1.4 Ösophageale Phase

Die ösophageale Phase dauert zwischen 8 bis 20 Sekunden. Der ösophageale Bolustransport in der Speiseröhre beginnt am oberen und endet am unteren Ösophagussphinkter mit dem Boluseintritt in den Magen (Dodds, 1989; Logemann & Stewart, 1990). Dieser Transport entsteht durch rasche rezidivierende Kontraktionswellen (peristaltische Wellen) der Ösophaguswand. Hierbei sind die *primäre Ösophagusperistaltik*, die während der pharyngealen Reflexaktivität ausgelöst wurde, und die *sekundäre Ösophagusperistaltik*, die durch bolusbedingte Dehnungsreize des Ösophagus entsteht, aktiv (vgl. Neumann, 1999; Prosiegel, 1999). Venenpolster am Ösophagusmund schützen die Schleimhaut vor Druckschäden (Berghaus, 1996).

3 Pathophysiologie des Schluckens

Der hochkomplexe physiologische Schluckvorgang funktioniert normalerweise reibungslos. Dysfunktionen jeder einzelnen Schluckphase (vgl. II/3.1.1-3.1.3) können zu einer Aspiration führen. Es ist wichtig, die Aspiration in engem Zusammenhang mit dem normalen Schluckablauf (vgl. II/2) zu sehen, da die Aspiration eine Störung oder sogar den Zusammenbruch dieses komplexen Prozesses darstellt.

Neurogene Dysphagien beruhen in den seltensten Fällen auf Paresen von Schluckmuskeln oder sensiblen Defiziten des oro-pharyngo-ösophagealen Bereiches. In der Regel liegt ihnen ein *komplexes Störungsmuster* zugrunde, das durch die Kombination einzelner Dysfunktionen, z. B. einer verzögerten Schluckreflexauslösung mit einer verminderten Zungenbein-Kehlkopf-Anhebung und einer fehlenden Öffnung des oberen Ösophagussphinkters geprägt ist (Prosiegel et al., 1996). Demzufolge können Dysphagiepatienten unter Störungen in *einer und/oder in mehreren* der anatomischen/physiologischen Komponenten der Schluckphasen leiden (Logemann, 1995).

Unter Verwendung von Kontrastmittel kann die Hochfrequenz-Kinematografie oder Videografie den komplexen Bewegungsablauf des Schluckens mit hoher zeitlicher Auflösung (50 bzw. 25 Bildern/Sekunde) aufzeichnen. Zur Auswertung des Röntgenfilmes empfiehlt sich zum einen die Unterteilung in *prä-, intra- und postdeglutitive* Aspiration, d.h. Aspiration *vor, während* und *nach* der Schluckreflextriggerung, und zum anderen die Schweregradeinteilung der Aspiration (Ekberg, 1992; Hannig et al., 1989; Hannig & Wuttge-Hannig, 1993).

Ob ein Patient, der aspiriert hatte, nachfolgend eine Aspirationspneumonie entwickelt, hängt von verschiedenen Faktoren ab (Curran & Groher, 1990; Meyers, 1995): Vom Alter des Patienten, seiner Immunantwort und der Fähigkeit, die Atemwege zu reinigen. Auch die Qualität und Quantität des aspirierten Materials trägt zum letztendlichen Outcome (Pneumonie oder nicht) bei (vgl. IV/5.3.2.2).

Die Folgen der Aspiration von Material in den Tracheobronchialbaum können sich *chomisch* in Form einer chemischen Pneumonitis (angloamerikanische Bezeichnung für interstitielle plasmazelluläre Pneumonie), *bakteriell* (bakterielle Pneumonie) oder *mechanisch* (Atemwegsobstruktion) auswirken (Miller & Eliachar, 1994).

3.1 Aspirationsformen

3.1.1 Prädeglutitive Aspiration

Bei der prädeglutitiven Aspiration kommt es zum *vorzeitigen* Übertritt (d.h. vor Auslösung des Schluckreflexes) des Bolus in die Valleculae und in die Sinus piriformes. Da der Glottisschluss noch nicht abgeschlossen ist, trifft der Bolus auf einen *unvorbereiteten, offenen* Kehlkopf (vgl. II/2.1.3). So können Bolusanteile in den Aditus laryngis gelangen und aspiriert werden (Hannig & Wuttge-Hannig, 1993).

Ursache der prädeglutitiven Aspiration können z. B. eine schlechte Boluskontrolle durch eine Zungenatrophie und/oder gestörte Oralmotorik, ein insuffizienter Abschluss des weichen Gaumens oder auch eine isolierte sensorische Störung mit verspäteter oder fehlender Auslösung des Schluckreflexes sein (Ekberg, 1992; Logemann, 1983, 1995).

3.1.2 Intradeglutitive Aspiration

Während des Schluckens kommt es zur intradeglutitiven Aspiration, wenn bei unvollständigem Glottisschluss *im Pharynx angestau-*

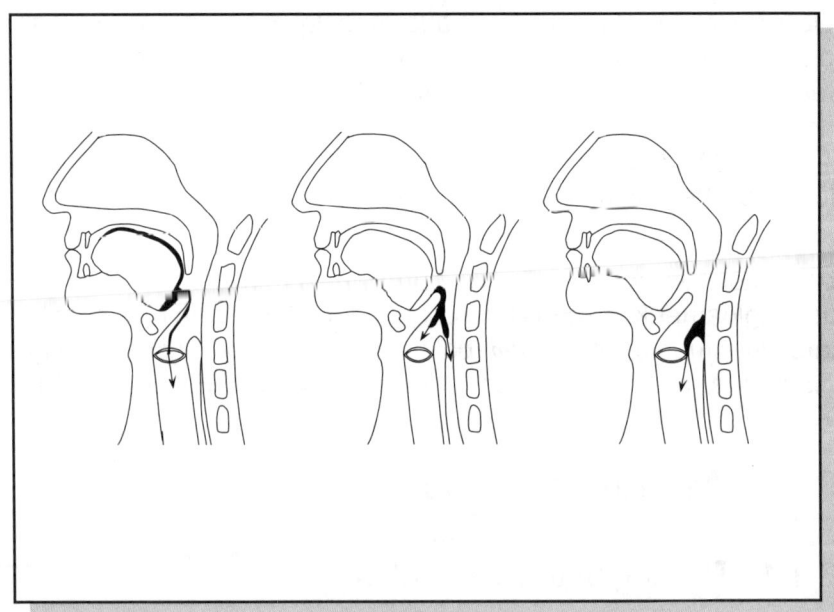

Abb. 2: Aspirationsformen: prädeglutitive Aspiration; intradeglutitive Aspiration; postdeglutitive Aspiration modifiziert nach Logemann (1983)

tes Material in die Trachea gelangt (Ekberg, 1992; Hannig et al., 1989). Eine verminderte oder aufgehobene Pharynxperistaltik und/oder eine gestörte ventro-kraniale Bewegung des Kehlkopfes (u.U. verzögerter Epiglottisschluss) und/oder eine Öffnungsstörung bzw. ein Spasmus des oberen Ösophagussphinkters sind als Ursachen zu nennen (Hannig & Wuttge-Hannig, 1999).

3.1.3 Postdeglutitive Aspiration

Bei der postdeglutitiven Aspiration ist der *eigentliche Schluckakt bereits beendet.* Das System stellt sich bereits wieder auf Atmung um, d.h. der Kehlkopf bewegt sich nach hinten-unten, so dass sich der hypopharyngeale Raum wieder verkleinert. Verbliebene Nahrungsreste in den Valleculae und Sinus piriformes gelangen in die bereits geöffnete Glottis und werden aspiriert. Diese Aspirationsform entsteht durch eine inadäquate, schwache pharyngeale Peristaltik und/oder Öffnungsstörung des oberen Ösophagussphinkters (Ekberg, 1992; Hannig & Wuttge-Hannig, 1993, 1999).

4 Neuroanatomie des Schluckens

Diese Darstellung der neuroanatomischen Regulation des Schluckens beschränkt sich auf die grundlegenden Aspekte.

Der reibungslose Ablauf des physiologischen Schluckvorganges wird durch das *komplexe räumlich-zeitliche Zusammenspiel* von etwa 50 Muskelpaaren gewährleistet. Die zentrale Steuerung übernehmen die vier Schluckzentren, so genannte *„Pattern Generators"* (PGs), die in der Medulla oblongata, dem untersten Hirnstammabschnitt, paarweise in jeder Hirnstammhälfte angeordnet liegen. Die Existenz der PGs konnte bisher an Tieren nachgewiesen werden. Untersuchungen von Hamdy et al. (1999) scheinen das Vorhandensein von PGs im Hirnstamm auch beim Menschen zu bestätigen. Man unterscheidet zwei *dorsomediale* (hinten-mittelliniennahe) und zwei *ventrolaterale* (vorne-seitliche) *Schluckzentren.* Die Schluckzentren werden wiederum durch den Großhirnkortex und durch sensible Einflüsse kontrolliert. Diese ständige sensible/sensorische Rückmeldung erfolgt über Fasern des V., VII., IX. und X. Hirnnerven zum Nucleus tractus solitarii (vgl. Prosiegel et al., 1996; Prosiegel et al., 1997). Dieser Zusammenhang wird in Bezug auf die einzelnen Schluckphasen (vgl. II/2) noch genauer dargestellt werden.

■ *Orale Vorbereitungsphase und orale Transportphase*

Hungergefühl, sowie der Anblick und Geruch appetitanregender Speisen bedingen den „Wunsch zu schlucken" und führen zur Aktivierung von kortikalen und subkortikalen Großhirnarealen. Es handelt sich also noch um eine *willentliche Steuerung* dieser beiden Schluckphasen (Dodds, 1989; Miller, 1986). Sie unterliegt jedoch auch reflektorischen Prozessen, da die Schluckreflextriggerung durch Stimulation rezeptiver oropharyngealer Schleimhautareale beeinflusst wird (Prosiegel, 1999). Die zentrale Regulation der oralen (Vorbereitungs- und Transport-) Phase übernehmen in der Hauptsache die kortikalen und subkortikalen Großhirnareale:

Die Repräsentation der Kau- und Schluckmuskulatur ist im *unteren Bereich der primären motorischen Großhirnrinde* lokalisiert. Von ihr laufen kortikobulbäre Nervenfasern abwärts und projizieren (vorwiegend gekreuzt) auf die motorischen Hirnnervenkerne, die sich in der Pons (Brücke) bzw. in der Medulla oblongata (verlängertes Rückenmark) befinden (Bass & Morrell, 1992). In der Brücke sind die Kerne des V. Hirnnerven (N. trigeminus) und des VII. Hirnnerven (N. facialis) zu finden. Im verlängerten Rückenmark liegen der Kern des XII. Hirnnerven (N. hypoglossus), der die Zungenmuskulatur innerviert, und der Nucleus tractus solitarii. Der Nucleus tractus solitarii ist das sensible Kerngebiet des V. (N. trigeminus), VII. (N. facialis), IX. (N. glossopharyngeus) und des X. Hirnnerven (N. vagus). Es wird angenommen, dass der Nucleus tractus solitarii (neben den Hirnnervenkernen) ein wichtiges Projektionsfeld deszendierender Fasern darstellt (Prosiegel et al., 1997). Die Hirnnervenkerne steuern über die entsprechenden Hirnnerven die 50 gepaarten Muskeln (vgl. II/2), die am Schlucken beteiligt sind, an.

In der oralen Vorbereitungs- und Transportphase müssen nicht nur muskuläre Vorgänge wie zum Beispiel Bolusformung und -trans-

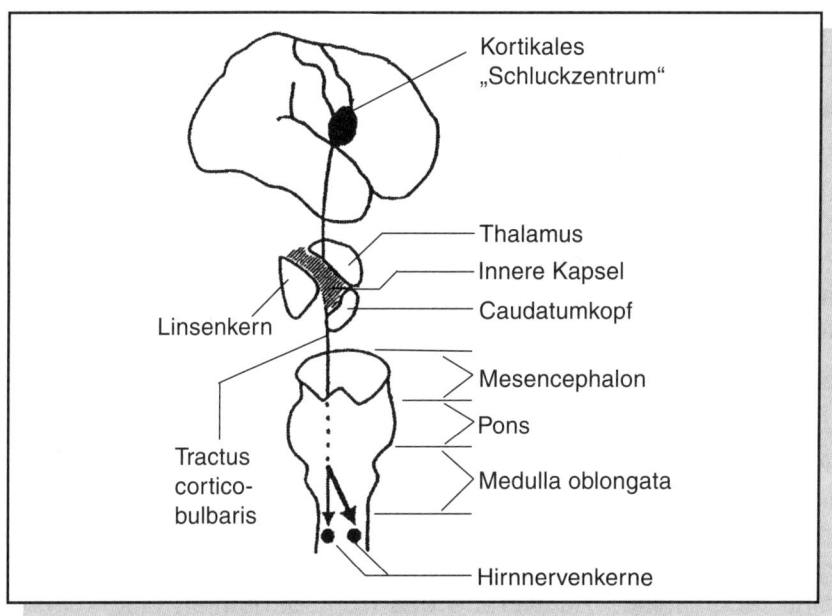

Abb. 3: Schematische Darstellung des kortikalen „Schluckzentrums" und seiner Bahnverbindung zum Hirnstamm (Prosiegel, 1994, S. 42). Mit freundlicher Genehmigung

port, Kieferöffnung etc., sondern auch die *Speichelsekretion* zur Konsistenzbildung des Bolus gesteuert werden.

■ *Pharyngeale Phase*

Der *reflektorische Ablauf* des Schluckaktes setzt mit der Schluckreflextriggerung am Ende der oralen Transportphase ein (vgl. II/ 2.1.2). Die Koordination übernehmen hierbei die Pattern Generators. Sie aktivieren *nicht einen starren, schablonenhaften Ablauf des Schluckaktes, sondern einen variablen*, d.h. in Abhängigkeit von bestimmten äußeren Bedingungen (Geschmack, Bolusbeschaffenheit, Bolusgröße, Temperatur oder Berührung im oropharyngealen Bereich) abgestimmten Schluckablauf. Es handelt sich also um einen *semiautomatischen Vorgang*.

Zahlreiche Muskelaktionen sind notwendig, um den Bolus in den Ösophagus zu transportieren. Der Funktion des oberen Ösophagussphinkters (oÖS) kommt hierbei eine besondere Bedeutung zu: Die Relaxation, die zeitgerechte Öffnung und der Schluss.

■ *Ösophageale Phase*

Die zentrale Kontrolle der primären und sekundären Peristaltik (vgl. II/2.1.4) der quer gestreiften Ösophagusmuskulatur (obere zwei Ösophagusdrittel) erfolgt wahrscheinlich *unter Mithilfe eines Unterkernes des Nucleus tractus solitarii*. Dieser ist dem Nucleus ambiguus nervi vagi, in der Medulla oblongata gelegen, vorgeschaltet.

■ *Hemisphärendominanz des Schluckens*

Aufgrund kürzlich durchgeführter Untersuchungen einer englischen Arbeitsgruppe (Hamdy et al., 1999) scheint mit großer Wahrscheinlichkeit eine Großhirnhemisphärendominanz für Schluckfunktionen zu existieren. In PET-Untersuchungen an Gesunden konnte Folgendes gezeigt werden: Bei der Mehrzahl der Probanden fand sich eine rechtsseitige Aktivierung des frontoparietalen Operkulums (unterster Anteil der primärmotorischen und primärsensiblen Rinde) bzw. der vorderen Insel; bei einigen Probanden fand sich diese Aktivierung in den gleichen Hirnregionen, allerdings linkshemisphärisch; bei sehr wenigen Probanden war die Aktivierung rechts- und linkshemisphärisch gleich stark ausgeprägt. Die aufgrund dieser Studienergebnisse aufgestellte Hypothese, wonach bei der Mehrzahl der Gesunden eine Hemisphärendominanz für Schluckfunktionen vorzuliegen scheint, konnte durch Untersuchungen an Schlaganfallpatienten bestätigt werden. War die schluckdominante Hemisphäre (von einem Hirninfarkt) betroffen, so resultierte eine Dysphagie; im Falle einer Affektion der nicht schluckdominanten Hemisphäre resultierte keine oder allenfalls eine minimale und rasch transiente Schluckstörung. Es konnte ferner gezeigt werden, dass im Rahmen der Rückbildung derartiger „kortikaler" Dysphagien die Aktivität der nicht schluckdominanten (gesunden) Hemisphäre im Zeitverlauf von mehreren Wochen deutlich zunahm. Diese Aktivitätszunahme konnte interessanterweise durch elektrische Pharynxstimulation beschleunigt werden, was in Zukunft eventuell therapeutische Konsequenzen haben könnte (Übersicht bei Prosiegel et al., 1999).

5 Ätiologien neurogener Dysphagien

Wie unter II/4 dargestellt, beinhaltet die neuroanatomische Steuerung des Schluckens ein *komplexes* Geschehen auf *allen Ebenen des Gehirns*: Großhirnkortex, Bahnen vom Großhirnkortex zum Hirnstamm, Hirnstamm (Schluckzentren, Hirnnervenkerne), Hirnnerven, neuromuskuläre Übergangsregion und Schluckmuskeln. Daher können zu einer Dysphagie führende neurogene Schädigungen auf jeder dieser hirnanatomischen Ebenen lokalisiert sein: Eine *einseitige* Läsion im Hirnstamm oder im Bereich der Hirnnerven führt ebenso zur Dysphagie wie Läsionen im neuromuskulären Übergangsbereich oder an der Schluckmuskulatur selbst (Buchholz & Prosiegel, 1999; Miller & Eliachar, 1994; Neumann et al., 1995).

Kommt es zu *beidseitigen Großhirnläsionen* schluckrelevanter Areale, so sind Dysphagien mit einer erheblichen Störung der oralen Phase häufig und in schwerer Ausprägung zu sehen. Als Beispiel seien die Pseudobulbärparalyse und das bilaterale anteriore Operculum-Syndrom (Foix-Chavany-Marie-Syndrom) genannt. Es handelt sich um bilateral-symmetrische Läsionen, die zu Plegien der Kau-, Zungen-, Fazialis- und Larynxmuskulatur führen (Prosiegel et al., 1996).

Die *häufigste Ursache* der Dysphagien stellt der Schlaganfall dar (Groher & Bukatman, 1986). Auch nach einseitigen Großhirnläsionen treten Aspirationen in den ersten Wochen häufig auf. Bei beidseitigen Großhirninfarkten lassen sich Aspirationen noch häufiger und nach Hirnstamminfarkten am häufigsten finden (Johnson et al., 1993).

Patienten mit einer einseitigen Rekurrensparese (z. B. nach Schilddrüsenoperationen) können unter leichten Schluckbeschwerden, Patienten mit beidseitiger Rekurrensparese unter schwerer Schluckstörung leiden. Dieser Sachverhalt konnte durch eine spezielle Färbetechnik an Leichen nachgewiesen werden: Beim Menschen innerviert der Nervus laryngeus Inferior (recurrens) den oberen Ösophagussphinkter (vgl. Mu & Sanders, 1996).

6 Diagnostische Verfahren

Die diagnostische Vorgehensweise ist *interdisziplinär,* d.h. sie beinhaltet in der klinischen Routine idealerweise die sich gegenseitig ergänzende Zusammenarbeit der Fachdisziplinen Neurologie, Logopädie/Sprachtherapie, Hals-Nasen-Ohren-Heilkunde, bzw. Phoniatrie und Radiologie. In diesem Team erfolgt die Interpretation der diagnostischen Ergebnisse sowie die Indikationsstellung zur Schlucktherapie. Die Planung und Durchführung der funktionellen Schlucktherapie sind Bestandteil des Aufgabengebietes der Logopädin/Sprachtherapeutin (vgl. Kap. IV/5.1).

Weitere wichtige Fachdisziplinen in der Behandlung von Schluckstörungen sind die diagnostischen und therapeutischen Möglichkeiten der Inneren Medizin (Gastroenterologie, Immunologie), Chirurgie, Dermatologie und Mund-, Kiefer- und Gesichtschirurgie (Feussner et al., 1993; Logemann, 1994, 1997; Miller & Eliachar, 1994).

Die „silent aspiration", die so genannte *stille Aspiration* (vgl. II/1), verdeutlicht besonders die Notwendigkeit bildgebender Verfahren zur Diagnostik neurogener Dysphagien: Die Patienten aspirieren, jedoch *ohne Auslösung des Hustenreflexes,* weil sie aufgrund mangelnder supra- und subglottischer Sensibilität die Aspiration nicht spüren. Die Aspiration kann also übersehen werden. In diesem Fall gelingt es anhand der Röntgenkinematografie/Videofluoroskopie, der Aspiration eindeutig „auf die Spur zu kommen".

Eine ausführliche und damit aufwendige Diagnostik ist auch deshalb notwendig, weil selbst Experten aufgrund klinischer Zeichen Aspirationen nicht mit Sicherheit voraussagen können (Prosiegel et al., 1997).

Die verschiedenen diagnostischen Verfahren werden hier schwerpunktmäßig kurz dargestellt. Weiterführende detaillierte Informationen sind beispielsweise bei Bartolome et al. (1993, 1999) und Prosiegel et al. (1997) zu finden.

> *Darstellung der gebräuchlichsten diagnostischen Verfahren*
>
> - Ärztliche neurologische Anamnese
> - Klinische logopädische/sprachtherapeutische Schluckuntersuchung
> - Phoniatrische Schluckuntersuchung und videounterstützte Lupenlaryngoskopie/endonasale Fiberendoskopie
> - Röntgenkinematografie/Videofluoroskopie
> - Manometrie (Druckmessung im Pharynx, im Bereich des oÖS und im Ösophagus)
> - Ph-Metrie (Messung des Säuregrades im Magen)
> - Radiomanometrie

Abb. 4: Übersicht der gebräuchlichsten diagnostischen Verfahren

■ *Ärztliche neurologische Anamnese*

Die diagnostische Anfangsphase der Dysphagietherapie wird in der Regel mit der ärztlichen Anamnese eingeleitet, die Aufschluss über die *Grunderkrankung* gibt. Die hierbei gesammelten Informationen bezüglich des allgemeinkörperlichen Zustandes, der Belastbarkeit, der Vigilanz und der Kognition des Patienten fließen in die Behandlungsplanung und Festlegung der Therapieziele ein.

■ *Klinische logopädische/sprachtherapeutische Schluckuntersuchung*

Diese klinische Eingangsuntersuchung beinhaltet neben einer *sorgfältigen Anamnese*, einer *Überprüfung der am Schlucken beteiligten Organe* und einer *direkten Schluckbeobachtung* auch eine *zusammenfassende Bewertung*. Die Untersuchung wird als Screening-Verfahren betrachtet, d.h. sie liefert erste Hinweise zur Einschätzung des Aspirationsrisikos. Aus ihr können sich bezüglich der oralen Vorbereitungs- und Transportphase Beurteilungen ergeben, die sich in der radiologischen Untersuchung wiederfinden. Die Einschätzung des pharyngealen Schluckablaufes ist nicht ausreichend möglich. Um keine voreiligen Schlüsse zu ziehen, sollte daher bedacht werden, dass eine eindeutige Beurteilung der pharyngealen Reflexaktivität nur durch die radiologische Diagnostik gesichert ist.

Während der klinischen Schluckuntersuchung werden in Anlehnung an Logemann (1983, 1995) und Bartolome (1993) folgende *klinischen Aspirationszeichen* beachtet:

- Nahrungsansammlungen im lateralen Sulcus
- Nahrungsansammlungen im vorderen Sulcus oder unter der Zunge
- Nahrungsreste am harten Gaumen
- Oraler Nahrungsaustritt
- Verlangsamte orale Transitzeit
- Verzögerte oder fehlende Elevation des Zungenbeins und des Schildknorpels
- Husten oder Räuspern
- Expektoration, Regurgitation oder nasale Penetration
- Gurgelnde Stimmqualität

In dem der klinischen Schluckuntersuchung vorgeschaltetem Kontaktgespräch schildern die Betroffenen und/oder ihre Angehörigen z. B. folgende Beschwerden, die auf eine Schluckstörung hinweisen können:

- Chronische Bronchitis, Bronchorhö, rezidivierende Pneumonien
- Gewichtsverlust, Gefühl, „nicht so richtig zu gedeihen"
- Vollständiges und/oder intermittierendes Ausspucken von Speichel (gestörte Speichelkontrolle)
- Willentliches Auslösen des Schluckens nicht möglich

- Feuchte/gurgelnde Stimmqualität, Stimmverschlechterung, verminderte Verständlichkeit des Sprechens
- Episoden von Husten und/oder Atemnot während der oralen Nahrungsaufnahme
- Konsistenzeinschränkungen oder orale Nahrungskarenz, künstliche Ernährung
- Soziale Isolierung, da aktive Teilnahme an gemeinsamen Mahlzeiten nicht mehr möglich

Tracheotomierte Patienten berichten zusätzlich über folgende Beschwerden und Einschränkungen:

- Massive Kommunikationsprobleme durch den Stimmverlust bei geblockter Trachealkanüle, dadurch zusätzliche soziale Vereinsamung
- Störendes, durch die Trachealkanüle bedingtes Fremdkörpergefühl, schmerzendes Tracheostoma
- Sehr starke Verschleimung (häufiges Absaugen nötig)
- „Nasses" Tracheostoma, d.h. Sekret tritt aus dem Tracheostoma aus und erfordert das Anlegen von Tüchern zum Trockenhalten der Halshaut
- Intermittierende Atemprobleme durch eine mit Trachealsekret verlegte Trachealkanüle (u. U. häufiger Kanülenwechsel erforderlich)
- Starke Abhängigkeit von pflegerischer Hilfe durch die Angehörigen und/oder das Pflegepersonal (wenn die entsprechenden Handgriffe vom Patienten noch nicht erlernt sind oder nicht durchgeführt werden können)
- Austritt von Nahrungsresten aus dem Tracheostoma und/oder aus der Trachealkanüle

Schluckversuche sollten bei Patienten mit einer Trachealkanüle nur nach ärztlicher Absprache und nur bei entblocktem Cuff (vgl. IV/5.2.7) erfolgen. Bei geblocktem Cuff würden sich Nahrungsreste oberhalb der Blockung anstauen, und es könnte zur bakteriellen

Besiedelung der Luftwege kommen. Zum Nachweisen von Aspiration kann die Nahrung mit Lebensmittelfarbe oder Methylenblau angefärbt werden. Während des Schluckens verschließt die Therapeutin oder der Patient die Kanülenöffnung mit dem Finger. Zur Einatmung wird die Kanüle wieder geöffnet (der Finger entfernt). Dieser Färbetest ist lediglich ein Screening-Verfahren und ermittelt ein Verdachtsmoment bezüglich des Aspirationsrisikos, keinesfalls bietet dieses Verfahren gesicherte Hinweise. Konnte verfärbtes Material abgesaugt werden, – für diesen Zweck empfiehlt es sich, den Auffangbehälter des Absauggerätes vorher zu leeren, damit das verfärbte Material sichtbar bleibt –, so weist dieses Ergebnis auf eine Aspiration hin. Ist keine Farbveränderung zu sehen, so kann eine Aspiration dennoch nicht ausgeschlossen werden (vgl. Thompson-Henry & Braddock, 1995).

Die praktische Durchführung der klinischen Schluckuntersuchung beinhaltet neben einem entsprechenden Untersuchungsbogen die Ausrüstung z. B. mit sterilen Handschuhen, Holzmundspatel, Taschenlampe u.a. (vgl. Bartolome, 1999a). Auch eine Schale zum Ausspucken von Speichel und/oder Nahrungsansammlungen nach der Rachenreinigung ist hilfreich, um Aufschluss über das Vorhandensein von Retentionen nach beendetem Schluckablauf zu erhalten.

Weitere detaillierte Informationen zur diagnostischen Vorgehensweise und Auswertung sind bei Bartolome (1993b, 1999a), Logemann (1983, 1997), Logemann et al. (1999), Nusser-Müller-Busch (1994) und Schalch (1994) zu finden.

■ *Phoniatrische Schluckuntersuchung und videounterstützte Lupenlaryngoskopie/endonasale Fiberendoskopie*

Die phoniatrische Schluckuntersuchung in Verbindung mit der videounterstützten Lupenlaryngoskopie bzw. der endonasalen Fiberendoskopie bezeichnen Miller und Eliachar (1994) als „state of the art" bei der Untersuchung und Beurteilung von Hypopharynx und Larynx. Die Methode ermöglicht die *dynamische Visualisierung und Aufzeichnung* der pharyngealen und laryngealen Funktionen. Sie ist auch als Bedside-Verfahren durchführbar und ermöglicht auf diese Weise erste diagnostische Hinweise zu einem sehr frühen Erkrankungszeitpunkt (Akutstadium).

Die phoniatrische Schluckuntersuchung ermittelt *direkte* und *indirekte Aspirationssymptome* (Schröter-Morasch, 1994 in Schröter-Morasch, 1999). Zu den direkten Aspirationssymptomen zählen: Gurgelndes Atemgeräusch; Husten vor, während, nach dem Schlucken; Austritt von Sekret/Speichel aus dem ausreichend weiten Tracheostoma. So genannte indirekte Symptome sind z. B. die Zunahme der Verschleimung, unklare Temperaturerhöhungen, Kurzatmigkeit u.a.. Auf diese indirekten Aspirationszeichen ist bei Verdacht auf eine stille Aspiration, d.h. eine Aspiration ohne Hustenreflexauslösung (vgl. II/1), besonders zu achten. So kann in der laryngoskopischen Untersuchung der Speichelaufstau bis in den Kehlkopfeingang (oder höher) reichen. Die Glottisebene kann dann erst, nachdem der Patient durch Hochräuspern und Ausspucken den Speichel entfernte oder dieser abgesaugt wurde (durch das Tracheostoma und ggf. transoral), eingesehen werden.

Die Beurteilung des Aspirationsrisikos und die Schweregradeinteilung stellen ein weiteres wesentliches Ziel dieses diagnostischen Verfahrens dar. Diese lauten nach Schröter-Morasch (1996 in 1999, S. 159) wie folgt:

1. Gelegentliche Aspiration bei erhaltenem Hustenreflex;

2. Permanente Aspiration bei erhaltenem Hustenreflex oder gelegentliche Aspiration ohne Hustenreflex mit gutem willkürlichem Abhusten;

3. Permanente Aspiration ohne Hustenreflex mit gutem willkürlichem Abhusten;

4. Permanente Aspiration ohne Hustenreflex, ohne willkürliches effektives Abhusten.

Während der Untersuchung können z. B. ein Speichelaufstau und/oder Überlauf von Speichel/Nahrung in die Trachea sowie eine einseitige/beidseitige Stimmband- und/oder Kehlkopfparese gesehen, aufgezeichnet und dem Patienten zu therapeutischen Zwecken gezeigt werden. Oftmals ist das Erlernen einer Schlucktechnik, z. B. des supraglottischen Schluckens (vgl. IV/5.3.2.3) für den Patienten plausibler, wenn er anhand seines aufgezeichneten Kehlkopfbefundes, den eingeschränkten Glottisschluss mit Speichelüberlauf in die Trachea gesehen hat. In Verbindung mit anschaulichen Erklärungen durch die Therapeutin kann diese Methode dem Patienten das Gefühl geben, ein Stück seines selbstbestimmten Handlungsvermögens zurückzubekommen, weil er auf diese Weise in die therapeutische Planung miteinbezogen ist und Einsicht in die Störungsproblematik gewinnen kann.

Darüber hinaus hat sich dieses diagnostische Verfahren für die *Verlaufskontrolle* bewährt (Schröter-Morasch, 1993, 1999).

■ *Röntgenkinematografie/Videofluoroskopie*

Um unnötige Strahlenbelastung zu vermeiden, ergibt sich die Indikation zur Röntgenuntersuchung (Röntgenkinematografie/Videofluoroskopie) in der Regel nach der sorgfältigen Vordiagnostik (Bartolome, 1993a).

Die radiologische Untersuchung kann notwendig sein, um die Aspirationsform (vgl. II/3.1) und den *Schweregrad* zu identifizieren. Eine ausreichende *Testbelastbarkeit* ist für die Durchführung notwendig (Logemann, 1983, 1995; Miller & Eliachar, 1994).

Die Schweregradeinteilung der Aspirationsepisoden nach Hannig und Wuttge-Hannig sieht folgende Quantifizierung vor (vgl. Hannig & Wuttge-Hannig, 1999, S. 74):

Grad 0: *Keine* Penetration/Aspiration

Grad I: Aspiration des im Aditus und Ventriculus laryngis retinierten Materials bei *erhaltenem Hustenreflex* (Penetration)

Grad II: Aspiration von ca. *10%* des Bolusvolumens bei erhaltenem Hustenreflex

Grad III: Aspiration von *unter 10%* des Bolus bei reduziertem Hustenreflex oder einem Volumen von *über 10%* bei erhaltenem Hustenreflex

Grad IV: Aspiration von *mehr als 10%* des Bolus bei fehlendem Hustenreflex

Der Patient wird in aufrechter Position untersucht und aufgefordert, verschiedene Nahrungskonsistenzen, die bei Verdacht auf Aspiration nicht mit Barium, sondern mit isosmolarem Kontrastmittel versetzt sind, zu schlucken. Von internistischer Seite wird daher die vorherige Bestimmung der Schilddrüsenparameter empfohlen (vgl. Prosiegel et al., 1997). Die Kontrastmittelaspiration wird sichtbar, und die Reaktion des Patienten (Hustenreflex?) wird aufgezeichnet (Ekberg, 1992). Eine *Zeitlupenanalyse* macht es möglich, dem Patienten seinen Film zu zeigen, zu erklären oder die Aufzeichnung im interdisziplinären Team zu wiederholen. Diese Untersuchung ist gleichzeitig auch *therapeutisch wertvoll*, da die Schlucktherapeutin während der Untersuchung Schluckmanöver und/oder Haltungsänderungen ausprobieren kann, deren Effektivität ebenfalls dokumentiert wird.

■ *Manometrie*

Die solid-state Manometrie erlaubt die *differenzierte Beurteilung der Motilität* von Pharynx und Ösophagus während des Schluckens (Riemann, 1990). Mit Hilfe flüssigkeitsperfundierter Katheter können die veränderten Druckwerte im Pharynx, Hypopharynx, Bereich des oÖS (oberen Ösophagussphinkters) und Ösophagus gemessen werden. Quantifizierbar werden also die *propulsiven Kräfte* beim Transport des Bolus vom Pharynx in den Magen.

Es ist jedoch nicht immer möglich, den Pharynxdruck in Verhältnis zur Bolustransitzeit zu setzen (McConnel et al., 1989). In diesem Fall empfiehlt es sich, gleichzeitig eine röntgenkinematografische Aufzeichnung durchzuführen (vgl. Radiomanometrie) um eine bestmögliche Platzierung der Druckabnehmer zu gewährleisten.

■ *Ph-Metrie*

Bei Verdacht auf eine Refluxkrankheit wird die *Messung des Säuregrades im Magen* notwendig (Hannig & Wuttge-Hannig, 1993). Zu den typischen klinischen Refluxsymptomen zählen retrosternales Druckgefühl, saures Aufstoßen u.a. Eine Aspiration saurer Sekrete bei Reflux kann gefährliche Konsequenzen haben und z. B. zur chemischen Pneumonitis führen (Miller & Eliachar, 1994). Leidet der Patient z. B. unter chronischem nächtlichen Husten, rezidivierender Heiserkeit, Zunahme bzw. Auftreten pulmonaler Probleme, so sollte an eine Refluxkrankheit gedacht werden, **weil Dysphagien durch die Refluxkrankheit verstärkt werden können** (Cote & Miller, 1995).

■ *Radiomanometrie*

Der *gleichzeitige* Einsatz der solid-state Manometrie und der Röntgenkinematografie (Radiomanometrie) bietet die Möglichkeit, die Platzierung der Druckabnehmer (Manometrie) radiologisch zu kontrollieren. Die darstellbaren Druckveränderungen im Pharynx können so mit den Schluckereignissen in Beziehung gesetzt und ausgewertet werden (Jahnke, 1990; McConnel et al., 1989; Olsson et al., 1996).

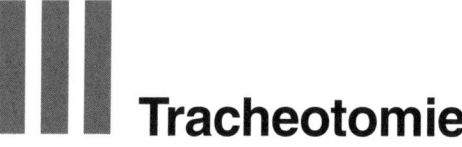

Tracheotomie

Es folgt in diesem Kapitel eine Zusammenstellung theoretischer Informationen, die sich speziell für die Schlucktherapie bei tracheotomierten Patienten als hilfreich und notwendig erwiesen haben.

1 Definition

Die operative Methode zur Eröffnung der Luftröhre wird als Tracheotomie bezeichnet. Boenninghaus (1993), Knöbber (1991), Nash (1988) und Theissing (1988) formulieren folgende Ziele der Tracheotomie:

- Erleichterung der Atmung (Totraumverkleinerung)
- Durchführung einer künstlichen Dauerbeatmung
- Aspirationsvermeidung
- Erleichterung der Bronchialtoilette (leichteres Absaugen des Bronchialbaumes)

2 Geschichtlicher Hintergrund

Nach Knöbber (1991) wurde die Technik des Luftröhrenschnittes erstmals im Jahr 2000 v. Chr. in einer indischen Schrift erwähnt. Somit ist die Tracheotomie eine der ältesten chirurgischen Eingriffe am Menschen. Auch später geriet die Tracheotomie nicht in Vergessenheit: Der Arzt Asklepiades von Bythynien (124 – 36 v. Chr.) führte die Operation, die als umstrittener Eingriff galt, durch. Im Mittelalter hatten sich die Gegner der Tracheotomie durchgesetzt: Sie wurde zur Therapie von Halserkrankungen nicht durchgeführt. Religiöse und ethisch-moralische Gründe sprachen dagegen. Die Eröffnung der Luftröhre kam lediglich als Strafe für schwere Verbrechen („jemandem die Kehle durchschneiden") zum Einsatz. Wieder in die Medizin eingeführt wurde sie von Pietro d'Abano (1350-1416), einem Professor der Medizin aus Padua. Bis ins 18. Jahrhundert wurde die Luftröhreneröffnung „Laryngotomie" oder „Bronchotomie" genannt. Ihre heutige Bezeichnung geht auf den deutschen Chirurg Lorenz Heister (1683-1758) zurück, der erstmalig von der „Tracheotomie" sprach. Trousseau führte 1833 erfolgreiche Tracheotomien bei Diphteriepatienten durch (Nash, 1988).

Im 19. Jahrhundert vermutete Chevalier Jackson, dass die Ursache von Komplikationen zu hastig ausgeführte Tracheotomien, nicht ausreichende postoperative Pflege und die Verwendung ungeeigneter Kanülen sein könnten. Er strebte daher Verbesserungen an. Galloway führte weitere Anwendungsgebiete der Tracheotomie ein: Die assistierte Beatmung und die Bronchialtoilette (Knöbber, 1991).

Weniger invasive Verfahren wie zum Beispiel die endoskopische Fremdkörperentfernung und die endotracheale Intubation kamen auf und führten zu einem Rückgang der Tracheotomie (Berghaus, 1993).

3 Indikationen zur Tracheotomie

Folgende pathophysiologische Gegebenheiten können die Tracheotomie zur *Gewährleistung der Atmung* erforderlich machen (Boenninghaus, 1993; Nash, 1988 und Theissing, 1988):

- Atemwegsobstruktionen durch Tumoren des Pharynx, Larynx, der Trachea oder des Ösophagus
- Atemwegsverletzungen durch Larynx- und Trachealtraumen
- doppelseitige Rekurrensparesen mit Stridor
- zentrale Ateminsuffizienz (assistierte Beatmung)
- Lungeninsuffizienz

Heutzutage wird die Tracheotomie nicht mehr, wie früher üblich, ausschließlich zur Therapie bedrohlicher Atemnot, sondern auch als vorbeugende Maßnahme bei großen Operationen im Kopf-Hals-Bereich (zum Beispiel bei geplanten Kehlkopfteilresektionen) durchgeführt (Knöbber, 1991). Eine weitere Indikation ist der *Schutz der unteren Atemwege* bei ungenügendem Kehlkopfverschluss (Schröter-Morasch, 1993, 1999). Als Beispiel sind Dysphagien mit lebensbedrohlichen Aspirationen zu nennen (vgl. IV/1.1). Schröter-Morasch (1999, S. 162) unterscheidet drei Ursachen, die Störungen des Larynxverschlusses bedingen können: Motorische Störungen (beispielsweise mit ungenügender Larynxelevation oder vermindertem Verschluss des Aditus laryngis), Störungen der Kehlkopfsensibilität (z. B. mit einer Verminderung des Hustenreflexes) und Störungen der Schluckreflexauslösung (z. B. einhergehend mit nicht zeitgerechtem Kehlkopfverschluss – vgl. II/3.1).

Auch bei langzeitintubierten Intensivpatienten kann eine Tracheotomie angezeigt sein, um typischen Folgen der Langzeitintubation, wie Schädigung der Nasen-, Rachen-, Kehlkopf- und Trachealschleimhaut mit der Gefahr u.a. von Ringknorpelstenosen, Trachealstenosen und Tracheomalazien vorzubeugen (Boenninghaus, 1993; Knöbber, 1991). Lipp & Schlaegel (1997) weisen ferner auf die Gefahr von Nebenhöhlenentzündungen aufgrund von Belüftungsstörungen der Nase hin. Dennoch sollte die Indikation sorgfältig gestellt sein, da nach Theissing (1988) langzeitbeatmete Patienten erst dann tracheotomiert werden sollten, wenn beginnende laryngeale Komplikationen endoskopisch nachweisbar sind. Nicht jede über 48 Stunden hinausgehende Intubation stellt eine Indikation zur Tracheotomie dar. Auch Nash (1988) weist auf die möglichen negativen Folgen der Tracheotomie (z. B. Zunahme der Aspirationssymptomatik) hin (vgl. IV/3.7).

4 Operative Verfahren

Das Ziel des Luftröhrenschnittes ist die Eröffnung der Luftröhre. Grundsätzlich stehen verschiedene Techniken zur Verfügung:

Die *Tracheotomie*, die *Tracheostomie* und die *perkutane dilatative Tracheotomie*. Die Coniotomie und die „untere" Tracheotomie werden im Folgenden nicht näher dargestellt werden, da sie bei tracheotomierten Dysphagiepatienten selten sind.

4.1 Tracheotomie

Nach der Durchführung eines Hautschnittes mit anschließender Durchtrennung von Subcutan-, Fettgewebe und Halsmuskulatur wird der Schilddrüsenisthmus dargestellt und durchtrennt. Zuletzt wird die Luftröhre frei präpariert und eröffnet (Theisssing, 1988).

So entsteht ein unterschiedlich tiefer Tracheotomiekanal (je nach Halsdicke des Patienten), dessen Wand von den verschiedenen Gewebeanteilen gebildet wird. Das Ergebnis ist ein Wund- bzw. Granulationskanal, ein sog. *nicht epithelisiertes, nicht plastisches Tracheostoma* (Boenninghaus, 1993; Knöbber, 1991; Scheel, 1986).

4.2 Tracheostomie

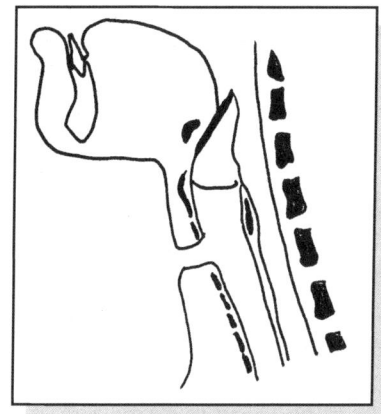

Abb. 5.1: Seitenansicht des Tracheostomiekanales bei einem plastischen Tracheostoma

Sie stellt ein erweitertes Verfahren dar. Nach erfolgter Tracheotomie wird operativ ein so genanntes *epithelisiertes* oder *plastisches* Tracheostoma angelegt. Dabei ist es im Allgemeinen üblich, aus der Tracheavorderwand einen U-förmigen Deckel (Lappen nach Björk) zu bilden, der nach kaudal (unten) geschlagen und wie die übrige Trachealwunde mit der Halshaut vernäht wird. Es entsteht ein Trichter, dessen Grund die nach ventral (vorne) eröffnete Trachea bildet. Weiterführende Informationen finden sich bei Berghaus et al. (1984), Knöbber (1991) und Scheel (1986). Bei Erwachsenen wird in der Regel die Luftröhre im dritten bis vierten Trachealsegment eröffnet, bei Kindern im zweiten bis dritten (Boenninghaus, 1993).

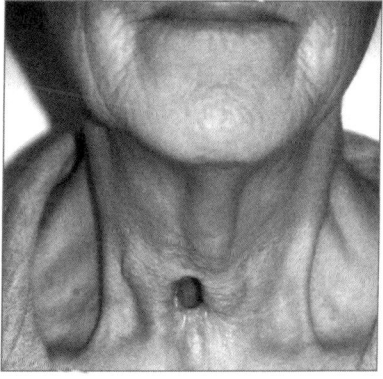

Abb. 5.2: plastisches Tracheostoma

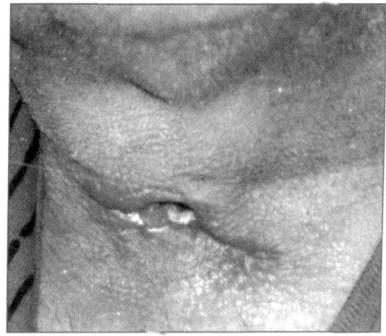

Abb. 5.3: Punktionstracheostoma

4.3 Perkutane dilatative Tracheotomie („Punktionstracheotomie", „Dilatationstracheotomie")

Befürworter der perkutanen dilatativen Tracheotomie beschreiben diese Methode folgendermaßen: Es handelt sich um eine minimal invasive Methode, die nach entsprechender Übung ein einfacheres und schnelleres Einführen der Trachealkanüle ermöglicht (Portex, 1997). Sie ist gegenüber der Tracheotomie bzw. Tracheostomie, die eine Operation impliziert, *Kosten sparender*. Die Dilatationstracheotomie ist als *Bedside-Methode* durchführbar. Sie hat sich gerade in den letzten Jahren vor allem in der Intensivmedizin mehr und mehr durchgesetzt (Treu et al., 1997).

Die Luftröhre wird unter endoskopischer Kontrolle im Bereich zwischen dem zweiten und dritten Trachealknorpel punktiert und eine Kunststoffkanüle wird vorgeschoben. Nach dem Einführen des Seldinger-Drahtes wird diese Kunststoffkanüle entfernt. Eine horizontale Hautinzision erfolgt. Die Dilatationsklemme wird über den Führungsdraht geschoben und in die Trachea eingeführt. Durch Spreizen der Klemme wird die *Trachea in einem Schritt dilatiert*, so dass die Kanüle eingeführt werden kann (Methode nach Griggs). Für dieses Verfahren werden durchschnittlich 6-10 Minuten benötigt (Treu et al., 1997, S. 601).

4.4 Intra- und postoperative Komplikationen der Tracheotomie und der Tracheostomie:

Schilling (1997) gibt folgende Komplikationen an: Arrosionsblutungen aus den großen retrosternalen Gefäßen oder der Schilddrüse, Trachealstenose, Verletzung des Nervus recurrens, Ringknorpelperichondritis bei zu hoher Tracheotomie u. a.

Als weitere typische Komplikationen der herkömmlichen Tracheotomie nennen Meyers und Carrau (1991) den Pneumothorax, das Mediastinalemphysem und die Verletzung des Nervus recurrens (bei falscher Operationstechnik). Wird der Eingriff von einem erfahrenen Team durchgeführt, so beträgt nach Brüssel (1995) die perioperative Komplikationsrate 6%.

4.4.1 Trachealstenose = Einengung d. Trachea

Die Trachealstenose wird als eine *unphysiologische Lumeneinengung* der Trachea definiert (Berghaus, 1996). Kompression von außen oder narbiger Ersatz geschädigter Tracheaanteile können zu dieser Einengung führen (Schilling, 1997). Am häufigsten wird sie als Folgeerscheinung einer Langzeitintubation bei beatmeten Patienten gefunden.

Die Ursache einer Trachealstenose können nach Knöbber (1991) ein zu großer Tubus, ein zu lange liegender Cuff und/oder zu großer Cuffdruck des Intubationstubus auf die Trachealschleimhaut sein. Dadurch kommt es zu Ulcerationen, die nekrotisch erweichen können. Im Anschluss an eine Extubation kann es sein, dass diese Läsionen unter Entwicklung einer konzentrischen Narbe (Sanduhrstenose) abheilen (Berghaus, 1996; Knöbber, 1991).

Die Entstehung einer Trachealstenose kann durch hypotensive Phasen, lokale Infektionen der Trachealschleimhaut, Schockzustand (sog. Schocktrachea) und schlechten Allgemeinzustand des Patienten begünstigt werden (Knöbber, 1991).

Als seltenere Ursachen für eine Trachealstenose sind eine schwere Tracheitis, Autoimmunerkrankungen (z. B. die Wegener-Granulomatose), Trachealverletzungen, Tumoren in der Trachea oder in deren Umgebung, Strahlentherapiefolgen, falsch durchgeführte Tracheotomien und unsachgemäße Endoskopien zu nennen (Berghaus, 1996; Boenninghaus, 1993; Schilling, 1997).

Die Symptomatik besteht in langsam einsetzender Atemnot und inspiratorischem Stridor (z. T. in- und exspiratorisch) bei schwachem Hustenstoß. In schweren Fällen kommen Zyanose, Unruhe und Todesangst dazu. Auch symptomatische Heiserkeit ist beschrieben (Berghaus, 1996). Eine durch eine Langzeitintubation bedingte Trachealstenose wird nicht immer sofort nach der Extubation symptomatisch, weil bis zur Ausbildung einer funktionell wirksamen konzentrischen Narbe im Bereich der Trachealwand Wochen vergehen können. Bei entsprechender Symptomatik sollte daher auch Wochen nach der Extubation an eine Trachealstenose gedacht werden.

Die Diagnostik umfasst die Endoskopie mit flexibler Optik und die Tracheoskopie mit starrem Rohr; sowie eine Röntgen-Thorax-Aufnahme (p.a.) mit Saug-Press-Versuch. Ist in der Übersichtsaufnahme keine ausreichende Einschätzung über das Ausmaß der Stenose/Malazie möglich, sollte eine Trachealtomografie (Schilling, 1997) durchgeführt werden.

4.4.2 Tracheobronchomalazie

Die Tracheomalazie entsteht durch eine abnorme Weichheit des tracheobronchialen Knorpels unter Druckschädigung. Bei Exspiration kommt es zum Kollaps des trachealen Lumens, so dass ein exspiratorischer Stridor mit pfeifendem Geräusch auffällt. Die Stimme ist in der Regel unauffällig.

Wegen der *expiratorischen Lumeneinengung* kommt es zu einer „tracheobronchialen Sekretretention mit der Neigung zu bronchopneumonischen Infekten" (Herberhold, 1995, S. 464).

5 Tracheostoma

Tracheostoma bedeutet übersetzt „Luftröhrenmund". Damit wird die künstlich angelegte Öffnung der Trachea im Halsbereich bezeichnet. Die Folge ist, dass sich der Atemweg des Patienten verändert. Er atmet direkt über das Tracheostoma *unter Umgehung der oberen Atemwege* (Mundhöhle, Kehlkopf, Nasenhöhle).

Bei Tracheostomapatienten kann der Kehlkopf erhalten oder zusätzlich entfernt worden sein:

5.1 Tracheostoma bei erhaltenem Kehlkopf

Patienten mit einem Tracheostoma bei *erhaltenem Kehlkopf* können ein Tracheostoma kurzfristig (temporär), langfristig (über mehrere Jahre) bis zeitlebens (Dauerkanülenträger) benötigen (Knöbber, 1991, S. 17).

5.1.1 Temporäres Tracheostoma

Folgende Erkrankungen können die Versorgung des Patienten mit einem temporären (vorübergehenden) Tracheostoma notwendig machen:

- Tumorpatienten nach ausgedehnten Operationen im Kopf-Hals-Bereich, bei denen postoperativ mit einer ödematösen Schwellung im Mundhöhlen-, Schlund-, und/oder Kehlkopfbereich und akuter Luftnot zu rechnen ist
- Kurz- bis mittelfristig beatmungspflichtige Patienten auf Intensivstationon
- Schwere Dysphagien (radiologischer Aspirationsgrad III-IV)

5.1.2 Langfristiges Tracheostoma

Ursachen für die langfristige Versorgung mit einer Trachealkanüle können sein:

- Beidseitige Rekurrensparese bei Medianstellung der Stimmbänder (nach Schilddrüsenoperationen, neurologischen Erkrankungen): Die Stimmritze ist sehr schmal, die Stimmbänder sind nicht beweglich. Dies führt schon in Ruhe zur Dyspnoe (Atemnot)
- Tumorpatienten mit ödematösen Schwellungen der Atemwege über viele Monate

- Bei großen inoperablen Tumoren des oberen Aerodigestivtraktes bzw. austherapierten Tumorrezidiven, um die Atmung zu gewährleisten
- Schwere Dysphagien (vgl. III/5.1.1)

5.2 Tracheostoma nach Laryngektomie

Indikation für die Laryngektomie (Kehlkopftotalentfernung) können sein: Hypopharynx-, Larynxmalignom (Theissing, 1988), persistierende Schluckstörung mit Aspirationspneumonie bei geblockter Trachealkanüle, persistierende Schluckstörung bei intensiver konservativer Therapie ohne Therapieerfolg (Prosiegel et al., 1997).

Auf Kehlkopfniveau erfolgt die Trennung in Speiseröhre und Luftröhre. Bei der Laryngektomie müssen Speise- und Luftweg voneinander getrennt werden. Der Anschluss der Speiseröhre von der Mundhöhle bleibt bestehen, bzw. sie wird nach Knöbber (1991, S. 22) zu einem „neuen Rohr" vernäht. Postoperativ endet die Luftröhre oberhalb der Schlüsselbeine, ein plastisches Tracheostoma wird angelegt, das zeitlebens bestehen bleiben muss.

IV TRACHEALKANÜLEN IN DER THERAPIE NEUROGENER DYSPHAGIEN

Bevor die funktionelle Schlucktherapie bei tracheotomierten, mit einer Trachealkanüle versorgten Patienten zur Darstellung kommt, wird auf die invasiven und nicht invasiven Therapieverfahren, die spezielle Bedeutung der Trachealkanüle in der Dysphagietherapie sowie auf die Tracheostomapflege eingegangen werden.

1 Therapieverfahren

Während der Primärversorgung nach einem akuten Krankheitsereignis (z. B. Schlaganfall, Schädelhirntrauma) wird im Indikationsfall eine Tracheotomie durchgeführt. Hierbei stehen die Sicherstellung der Ventilation und der Schutz der tiefen Atemwege vor Aspiration im Vordergrund. In der Rehabilitation nehmen die nicht invasiven (konservativen) Behandlungsmethoden den Hauptstellenwert ein.

1.1 Invasive Therapieverfahren

Zur Behandlung neurogener Dysphagien können grundsätzlich folgende invasive Verfahren notwendig sein (Hulka & Pillsbury, 1992; Logemann, 1983, 1995; Miller & Eliachar, 1994; Prosiegel et al. 1997):

- Anlage einer PEG (perkutane endoskopische Gastrostomie)
- Tracheotomie (vgl. III/1)
- Myotomie des oberen Ösophagussphinkters (Durchtrennung des Musculus cricopharyngeus, vgl. II/2.1.3)
- Stimmbandunterfütterungen, Stimmbandverlagerungen (prinzipiell reversibler Glottisverschluss)
- Hyoido-Mento-Pexie (operative Fixierung des Zungenbeins am Unterkiefer)
- Laryngektomie (vgl. III/5.2)

Unter den aufgeführten Verfahren sind die Anlage einer PEG und die Tracheotomie die häufigsten.

Grundsätzlich sind bei erforderlicher oraler Nahrungskarenz zunächst einmal die parenterale künstliche Ernährung (Infusionstherapie) oder die nasogastrale Ernährung („Nasensonde") möglich. Letztere kann sich auf Dauer z. B. durch *Druckschäden* an der nasopharyngealen Schleimhaut nachteilig auswirken. Gilbert et al. (1987) und Nash (1988) weisen außerdem auf die Gefahr hin, dass sich durch das Zusammenwirken von nasogastraler Sonde und Trachealkanüle Druckstellen entwickeln können, die dann zu einer Tracheomalazie bzw. einer Fistelbildung führen können.

Als Alternative bietet sich die perkutane endoskopische Gastrostomie (PEG) an, wenn von einem *mehrmonatigen Persistieren* der Schluckstörung ausgegangen werden muss. Es wird operativ eine Fistel zwischen Bauchhaut und Magen angelegt (Bartolome et al., 1993; Feussner et al., 1993; Prosiegel et al., 1997).

Die Indikation zur Tracheotomie (vgl. III/3), die Verwendung einer Trachealkanüle mit/oder ohne Cuff (vgl. IV/3), der Tracheostomaverschluss und die Anlage oder Entfernung einer PEG wird in Abhängigkeit von den speziellen Befunden des einzelnen Patienten in der *interdisziplinären Zusammenarbeit* entschieden (vgl. II/6).

Die Myotomie des oÖS (vgl. V/1) wird eher selten durchgeführt. Die Stimmbandunterfütterung, die Stimmbandverlagerung (prinzipiell reversibler Glottisverschluss), die Hyoido-Mento-Pexie (operative Fixierung des Zungenbeins am Unterkiefer) und die Epiglottopexie sind ebenfalls ganz speziellen Fällen vorbehalten (Hulka & Pillsbury, 1992; Miller & Eliachar, 1994).

Auch die Entscheidung zur Laryngektomie sollte erst nach genügend langer Therapie- und Beobachtungszeit (mindestens ein Jahr und länger) in Erwägung gezogen und interdisziplinär diskutiert werden, bevor dieser schwer wiegende, *irreversible* Eingriff vorgenommen wird.

1.2 Nicht invasive Therapieverfahren

Zu den nicht invasiven Therapiemethoden zählen die funktionelle Schlucktherapie und die medikamentöse Therapie. Letztere spielt eine herausragende Rolle, wenn sich dadurch die Grundkrankheit (z.B. eine Myasthenia gravis) behandeln lässt (Prosiegel et al., 1997).

Schneider et al. (1994) ordnen die Injektion von Botulinustoxin in den Musculus cricopharyngeus (CP) ebenfalls den nicht invasiven

Methoden zu. Die *Unterspritzung des CP mit Botulinustoxin* wird bei Öffnungsstörungen des oÖS diskutiert, wenn manometrisch ausreichend hohe Anschluckdrücke im Pharynx nachweisbar sind. Sie gilt als Möglichkeit, eine Myotomie zu simulieren. Das Nervengift führt zu einer vorübergehenden Lähmung des Muskels und setzt ihn somit außer Kraft. Bildet sich die Dysphagie unter dieser Maßnahme gut zurück, kann auf eine Myotomie, die andernfalls vielleicht durchgeführt worden wäre, verzichtet werden. Allerdings sind die Erfahrungen mit dieser Methode bei neurogenen Dysphagien bisher noch sehr spärlich.

Unter den nicht invasiven Therapieverfahren haben sich die funktionellen Therapieprinzipien bewährt. Idealerweise setzt die funktionelle Schlucktherapie *so bald als möglich* nach dem Krankheitsbeginn ein. Die funktionellen Therapiemethoden können *auch Jahre nach dem Krankheitsereignis* (vgl. V) noch erfolgreich sein. Die Therapiedauer ist dann in der Regel länger als bei unmittelbarem Behandlungsbeginn.

2 Indikation zur Tracheotomie bei Dysphagiepatienten

In vielen Fällen wird die Tracheotomie bereits als intensivmedizinische Maßnahme z. B. zur Langzeitbeatmung bei Weaning-Problemen durchgeführt. Zur Langzeitbeatmung werden geblockte Kanülen verwendet, da die komatösen Patienten durch Ausfall des Hustenreflexes aspirationsgefährdet sind und die assistierte (maschinelle) Beatmung mit Hilfe einer geblockten Kanüle (zur Abdichtung der oberen Atemwege) zu erfolgen hat. Die Blockung ermöglicht hierbei den nötigen Druckaufbau zur assistierten Beatmung. Diese Patienten müssen nicht primär unter einer Schluckstörung leiden. Besteht Unsicherheit darüber, wird die geblockte Kanüle belassen und der Patient der Schluckrehabilitation zugeführt.

Ist der Kehlkopfverschluss beim Schlucken (vgl. II/2.1.3) nicht ausreichend und der Hustenreflex aufgehoben oder herabgesetzt, so kann Speichel und/oder Nahrung/Flüssigkeit über den offenen Kehlkopf in die *ungeschützten unteren Atemwege* gelangen. Liegt eine Schluckstörung mit *bedrohlichen Aspirationen* vor, so ist die Tracheotomie *unumgänglich*. Durch den Einsatz einer *geblockten* Kanüle (die aufblasbare Manschette der Kanüle ist luftgefüllt) (vgl. IV/3.1) werden die unteren Atemwege vor Aspiration geschützt, um den Allgemeinzustand des Patienten zu verbessern. Der häufig bei neurologischen Schluckstörungen zu *kraftlose Hustenstoß* – bedingt durch eine geschwächte oder unkoordinierte Atemmuskulatur – wird kompensiert, weil zum Entfernen von Trachealsekret und/oder aspiriertem Material (z. B. Speichel) über die Kanüle *abgesaugt* werden kann. Durch diese verbesserte Bronchialtoilette wird die *freie Atmung* gewährleistet und erleichtert.

Die Notwendigkeit einer Tracheotomie ist nach Schröter-Morasch (1993) bei folgenden klinischen Aspirationszeichen gegeben:

Dyspnoe, Husten, Keuchen, Zyanose, gurgelnde Stimmqualität, Austritt von Speichel und/oder Nahrung unterhalb des ausreichend weiten Tracheostomas als Beispiele *direkter* Symptome (vgl. II/6; vgl. Schröter-Morasch, 1999).

Unklarer Temperaturanstieg, Aspirationspneumonie, verstärkte Verschleimung als Beispiele für so genannte *indirekte*, d.h. nicht unmittelbar mit dem Schlucken auftretende Symptome (vgl. Schröter-Morasch, 1999).

Weitere, in der phoniatrischen endoskopischen Untersuchung sichtbar werdende Indikatoren können ein unzureichender Kehlkopfverschluss und ein Speichelaufstau mit Überlauftendenz in den subglottischen Raum ohne Hustenreflex (Zeichen fehlender Sensibilität) sein.

2.1 Drei Tracheotomie-Methoden im Vergleich

Wie bereits in Kapitel III/4 erläutert wurde, stehen in der Regel drei verschiedene Tracheotomie-Techniken zur Verfügung: die Tracheotomie, die Tracheo$\underline{s}$tomie und die dilatative Punktionstracheotomie.

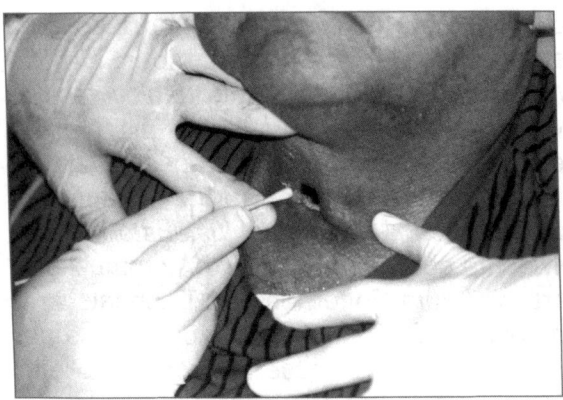

Abb.6: Granulation am rechten Tracheostomarand eines Patienten mit Punktionstracheostoma

Die dilatative Punktionstracheotomie hat sich in den letzten Jahren vor allem in der Intensivmedizin etabliert, weil sie auch von einem Anästhesisten bzw. nicht chirurgischen Arzt durchgeführt werden kann und der zeitliche Aufwand deutlich geringer ist als bei der operativen Anlage eines Tracheostomas (Bedside-Methode, vgl. III/4.3). Die Patienten, bei denen aufgrund einer Schluckstörung das Punktionstracheostoma oder das nicht plastische Tracheostoma über das Akutstadium hinaus bestehen bleiben müssen, zeigen relativ häufig *Granulationen* am Tracheostomarand oder im Tracheotomiekanal. Viele Dysphagiepatienten benötigen wegen eines sehr zähen Trachealsekretes und der Gefahr der Borkenbildung (vgl. IV/4.2) vor allem in der Anfangsphase der Schluckrehabilitation einen täglichen Kanülenwechsel. Dieser kann sich wegen des engen und *zur Schrumpfung neigenden* Tracheostomas schwierig gestalten und für den Patienten sehr schmerzhaft, angstbehaftet, belastend und auch gefährlich sein: Es kann zur *Infektion der Halsweichteile* und zu *Arrosionsblutungen* kommen. Die Kanülierung kann auf falschem Weg („*via falsa*") erfolgen, d.h. die Kanüle wird in die Halsweichteile statt in die Trachea geschoben (Knöbber, 1991). Eine *Tracheostomarevision* (Neuanlage) wird u. U. unumgänglich.

Bleibt der Tracheotomiekanal länger als 10 Tage bestehen, so kann sich bei komplikationslosem Verlauf das nicht epithelisierte, d.h. nicht plastische Tracheostoma, durch Epithelisierung zu einem stabilen Tracheostoma entwickeln (Knöbber, 1991).

Die Tracheostomie, d.h. die Anlage eines plastischen (epithelisierten) Tracheostomas, bietet durch die Vernähung von Hals- und Trachealschleimhaut einen *stabilen Tracheostomiekanal* (vgl. Abb. 5.1). Daher ist der Kanülenwechsel in der Regel leichter als bei einem Punktions- oder nicht plastischen Tracheostoma. Ein weiterer Vorteil ist die *geringe Schrumpfungsneigung* des Tracheostomas. Die Halsweichteile sind fixiert (vgl. III/4.2) und daher vor Infektionen und Arrosionsblutung geschützt (Knöbber, 1991). Für Dysphagiepatienten, die ihr Tracheostoma über einen längeren Zeitraum (mehrere Monate) benötigen, empfiehlt sich daher die Anlage eines plastischen Tracheostomas (Lipp & Schlaegel, 1997; Schröter-Morasch, 1993, 1999; Treu et al., 1997). Bei dieser Revision des Punktions- oder nicht plastischen Tracheostomas entsteht ein plastisches Tracheostoma. Die Erfahrung hat in einigen Fällen gezeigt, dass die Komplikationen eines Punktions- oder nicht plastischen Tracheostomas die Patienten so sehr beeinträchtigen können, dass sich in der funktionellen Schlucktherapie erst nach einer Stomarevision Fortschritte einstellten.

Das nicht plastische Tracheostoma und das Punktionstracheostoma wachsen nach der Dekanülierung meistens von selber wieder zu. Beim plastischen Tracheostoma wird – auch aus kosmetischen Gründen – der operative Tracheostomaverschluss empfohlen, da das spontane Zuheilen bei dieser plastischen Anlageform (vgl. III/4.2) zu unerwünschter Narbenbildung führen kann (vgl. Berghaus et al., 1984; Boenninghaus, 1993; Schoel, 1986).

3 Trachealkanülen in der Dysphagietherapie

Die ersten Trachealkanülen waren nach Knöbber (1991) *Schilfrohrstängel*, die zum Offenhalten des Tracheotomiekanales verwendet wurden. Auch sprachlich spiegelt sich dieser Sachverhalt in der ursprünglich lateinischen Bezeichung „canna, cannae = Rohr, Schilf; cannula = kleines Rohr" wider.

Eine Trachealkanüle wird benötigt, um a) das Tracheostoma für die Atmung ausreichend weit zu halten und einen narbigen Verschluss zu verhindern, b) absaugen zu können und c) die frische Naht (Halshaut-Trachealknorpel) vor abgehustetem Sekret zu schützen.

Trachealkanülen sind generell in verschiedenen Größen erhältlich. Der Krümmungswinkel der Kanüle und ihre Länge variieren. Die *Innenkanüle, „Seele"* oder *Inlet* genannt, ist herausnehmbar. Sie dient der Reinigung der Kanüle. Die meisten Trachealkanülen sind aus Kunststoff (Silikon, Teflon) gefertigt. Unter den Sprechkanülen hat sich, wegen seiner Beständigkeit für Dauerkanülenträger, Silber als Herstellungsmaterial durchgesetzt. Die Wahl der Kanülengröße orientiert sich an der Tracheaweite. Einerseits sollte die Kanüle nicht zu groß sein, um die Trachea durch Druck nicht zu belasten, andererseits kann bei Patienten mit starker Sekret- und Borkenbildung durch ein größeres Lumen ein schnelles Verkleben der Kanüle vermieden werden.

Grundsätzlich wird zwischen einer *blockbaren* (mit Cuff, d.h. aufblasbarer Manschette) und einer *nicht blockbaren* Trachealkanüle (ohne Cuff) unterschieden. Die Auswahl der Kanülenart richtet sich nach dem Allgemeinzustand des Patienten, den Befunderhebungen (vgl. II./6) und dem pulmonalen Status. Im klinischen Alltag ist im Umgang mit blockbaren Trachealkanülen die sorgfältige *Kontrolle des Cuffdruckes* (mit Hilfe eines Manometers) und bei nachlassender Blockung (niedriger Druckwert, stimmhaftes Husten, stimmhaftes Sprechen) das *Nachblocken* entscheidend (vgl. IV/3.1.1).

Die zahlreichen Einsatzbereiche (z. B. Trachealstenose, Aspiration, Beatmungspflicht) und die individuell unterschiedlichen Erscheinungsformen der Tracheostomata machen eine sorgfältige Auswahl aus den Angeboten verschiedener Hersteller notwendig. Im Idealfall kann dieses umfangreiche Angebot für ein Krankenhaus in Anspruch genommen werden, so dass es möglich ist, individuell für jeden Patienten eine für seine Situation optimale Kanüle einzusetzen. Eine schadhafte Kanüle muss kompromisslos ausgewechselt werden, weil Risse an der Kanüle zu Verletzungen der Trachea führen können, bzw. eine defekte Blockung das Aspirationsrisiko erhöht.

3.1 Blockbare Trachealkanülen

Die blockbaren Kanülen (Firma Mallinckrodt, Rüsch, Portex) besitzen am Kanülenende eine aufblasbare Manschette, die über ein Ventil mit einem äußeren Ausgleichsballon verbunden ist. Es werden blockbare Kanülen mit und ohne Innenkanüle, sowie mit und ohne Lanzsystem (Druckausgleichssystem) angeboten. Dieses Druckausgleichssystem empfiehlt sich für Dauerkanülenträger. Die Mallinckrodt®-Kanüle hat z. B. ein Lanz™ System. Die Manschette ist in diesem Fall über ein Lanzventil mit einem äußeren Ausgleichsballon verbunden. Entsteht ein Manschettenüberdruck (durch Überblockung, intrathorakale Druckspitzen beim Husten und Pressen), so kann dieser abgeleitet und die Gefahr der Druckschädigung der Trachealschleimhaut verringert werden. Je nach Hersteller bestehen Unterschiede bezüglich der Materialeigenschaften (fest, weich) und ihrer Verträglichkeit. Ist die Kanüle mit einer Halteplatte mit Gewindering (justierbarer Flansch) versehen, so kann durch Drehen am Gewindering die Lage der Kanüle im Tracheotomiekanal und in der Trachea, sowie die Position der Blockung in der Trachea an die individuellen Gegebenheiten des Patienten angepasst werden. Dadurch soll verhindert werden, dass Druckschäden im Tracheotomiekanal und an der Trachealschleimhaut entstehen.

■ *Funktion einer geblockten Trachealkanüle*

Bildlich gesprochen stellt der Kehlkopf die letzte Station vor der Luftröhre dar. In dieser bedeutsamen Position kommen ihm, in Anlehnung an Schröter-Morasch (1999), folgende Aufgaben (vgl. II/2.1.3) zu:

I Ventilation

   Gewährleistung der ausreichenden Glottisöffnung zum Gasaustausch

II Deglutition

   Verschluss des Kehlkopfes auf drei Ebenen (vgl. II/2.1.3) zum Schutz der tiefen Atemwege

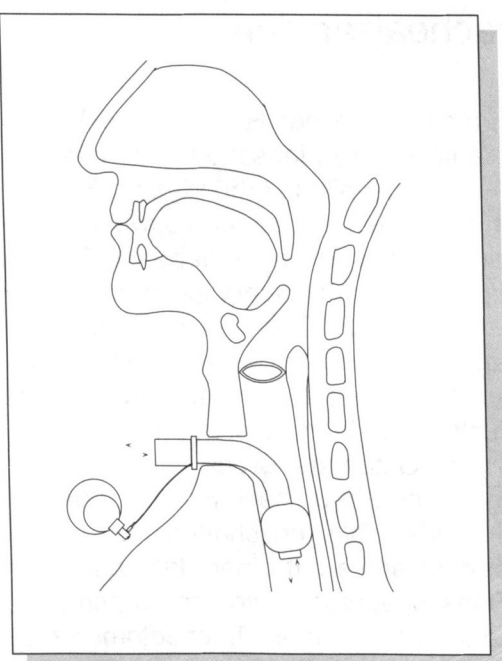

Abb. 7: Eingesetzte, geblockte Mallinckrodt® -Kanüle mit Lanz™ System

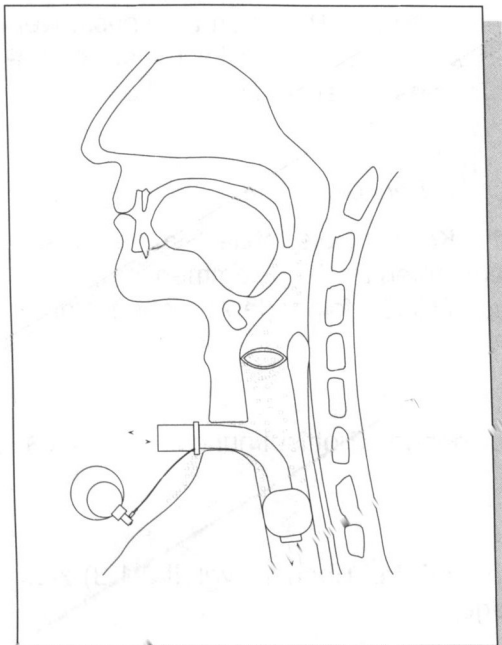

Abb. 8: Geblockte Trachealkanüle mit Speichelaufstau oberhalb der Blockung. Austritt von Speichelansammlungen aus dem Tracheostomiekanal („nasses Tracheostoma")

III Reinigungs- und Schutzmechanismen

Reflektorischer und willkürlicher Husten, Pressen, Luftanhalten

IV Phonation

Weil sich unmittelbar über dem Kehlkopf der Luft- und Speisewegkreuzen, ist die Verschlussfunktion (Sphinkterfunktion) des Kehlkopfes sehr bedeutsam. Der Kehlkopf stellt also gewissermaßen die Weichen für einen aspirationsfreien Transport der Nahrung in die Speiseröhre (vgl. II/2.1.3). Kann der Kehlkopf seiner Verschlussfunktion nicht ausreichend nachkommen, so gelangt Speichel/Nahrung/Flüssigkeit in den Kehlkopf und in die unteren Atemwege. Ist der Verdacht gegeben, dass große Mengen Speichel aspiriert werden, so reicht die Verwendung einer einfachen (nicht geblockten) Trachealkanüle (vgl. IV/3) *nicht* aus: Bei jeder Kanüle bleibt Platz zwischen Kanüle und Trachealwand frei. So kann Speichel/Nahrung/Flüssigkeit ungehindert seitlich der Kanüle in die unteren Atemwege gelangen. Die Verwendung einer Kanüle ohne Blockung behebt daher die Aspirationsgefahr nicht. Die Blockung der Kanüle verschließt diesen Platz, da die Manschette sich genau dort entfaltet (vgl. Abb.8). Sie fungiert gewissermaßen als Unterbrechung, d.h. aspiriertes (unterhalb die Stimmbänder gelangtes) Material wird aufgehalten und staut sich oberhalb der Manschette an (Lipp & Schlaegel, 1997; Schröter-Morasch, 1993, 1999).

Ist das Tracheostoma ausreichend weit, so kann das Aspirat um die Kanüle herum austreten. Dieser Zustand wird als „nasses" Tracheostoma bezeichnet. Dieses spontane Herauslaufen aus dem Tracheostoma kann bei manchen Patienten so ausgeprägt sein, dass ein permanenter Sekretfluss besteht, der nicht unterbrochen werden kann. Sehr häufiger Wechsel der Mullkompressen und das Unterlegen mit zusätzlichen Tüchern um das Tracheostoma herum sollen die Umgebungshaut möglichst trocken halten (vgl. IV/4.1).

Bei Patienten mit nassem Tracheostoma (mit einem Abfließen des Speichels aus dem Tracheostoma) ohne wesentlichen Hustenreiz muss von erheblichen Beeinträchtigungen der Kehlkopfsensibilität ausgegangen werden (Schröter-Morasch, 1999).

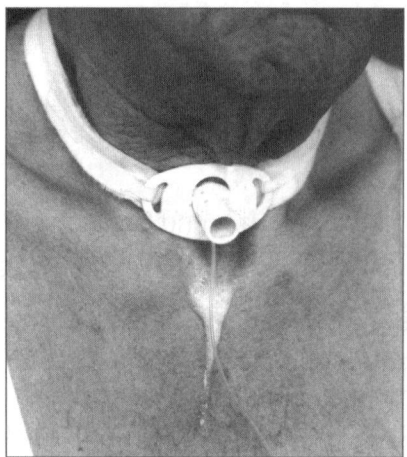 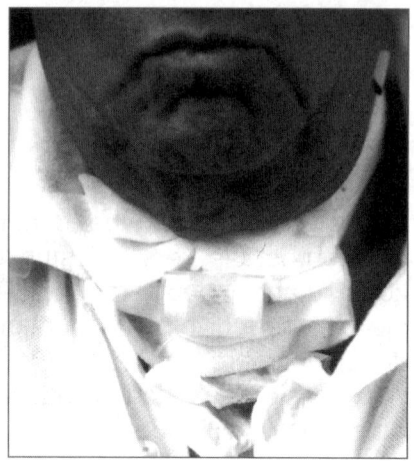

Abb. 9.1: „Nasses" Tracheostoma bei geblockter Trachealkanüle

Abb. 9.2: Mit Mullkompressen unterlegtes „nasses" Tracheostoma bei geblockter Trachealkanüle mit so genannter, auf die Kanülenöffnung aufgesteckter, „künstlicher" Nase (vgl. IV/4.2)

3.1.1 Konsequenzen der geblockten Trachealkanüle

Durch den Luftröhrenschnitt liegen veränderte *Atemwege* vor: Während unter physiologischen Bedingungen die Einatmung über die Mund- und Nasenräume erfolgt, wird nach einer Tracheotomie direkt über die Kanüle eingeatmet. Die Luft umgeht also die Mund- und Nasenräume, so dass die *Filterfunktion* der Nase ungenutzt bleibt. Außerdem kann die Atemluft nicht *angefeuchtet* werden und *olfaktorische und gustatorische Reize*, die für die Stimulation des Schluckens eine entscheidende Bedeutung haben (vgl. II/2.1.2), können nicht wahrgenommen werden (vgl. Schröter-Morasch, 1993, 1999; Werner, 1993).

Die Lungen liefern den stetigen Luftstrom bei der Stimmbildung (Phonation). Hierbei werden die Stimmlippen durch die Ausatemluft (subglottischer Anblasedruck) in Schwingung versetzt. Wird lediglich eine Trachealkanüle ohne Blockung verwendet, so kann die Stimmbildung dann weiter möglich sein, wenn zwischen der Kanüle und der Trachealwand ausreichend Platz ist, damit die Ausatemluft seitlich der Kanüle den Kehlkopf passieren kann. Die Blockung verschließt diesen Platz, so dass die Ausatemluft den Kehlkopf nicht erreicht (vgl. Fleming, 1992; Logemann, 1983). Der Patient kann nicht mehr phonieren. Er kann sich nur über pantomimische Sprechbewegungen ohne Stimme oder durch Schreiben verständigen. Darüber hinaus können neuropsychologische und/oder sprechmotorische Einschränkungen (Anarthrie, Dysarthrie) und/oder linguistische Defizite (Aphasie) die Kommunikationsmöglichkeiten des Patienten noch verschlechtern und seine massive *soziale Isolation* verschärfen (vgl. IV/3.7; Passy, 1986; Leder, 1994).

3.1.2 Orale Ernährung bei geblockter Kanüle?

Die Erfahrung hat immer wieder gezeigt, dass Patienten empfohlen wurde, bei geblockter Kanüle zu essen (vgl. V).

Es kann *nicht* angenommen werden, dass die Blockung konstant dicht ist. Dieses Risiko besteht beim Schlucken von Speichel ebenso wie beim Schlucken von Nahrung/Flüssigkeit, weil der Manschettendruck nachlassen und angestautes Material seitlich der Blockung in die unteren Luftwege gelangen kann. Anzeichen hierfür können lang anhaltender Husten, *stimmhaftes* Husten, stimmhaftes Räuspern oder stimmhaftes Sprechen sein. Der Cuffdruck sollte über den Tag verteilt nachgemessen werden, um Druckschwankungen zu kontrollieren und zu korrigieren. Außerdem lässt sich vermuten, dass das angestaute Material durch seine Masse Druck auf die Blockung ausübt und diese auch dadurch nachlassen und undicht werden kann.

Entscheidend ist jedoch, dass ein Patient, der bei geblockter Kanüle isst, weder phonieren, noch husten oder räuspern kann. Das bedeutet, dass er keinerlei willentliche Schutz- und Reinigungsfunktionen anwenden und auch nicht erlernen kann. Aspiriertes Material bleibt hierbei oberhalb der Blockung liegen und kann, da es nicht entfernt wird, zu Entzündungen (vgl. Abb. 8) führen. Aus diesen Gründen kann *nicht* empfohlen werden, Patienten, die mit einer dauergeblockten Kanüle versorgt sind, essen zu lassen oder ihnen für die Mahlzeiten die Kanüle als Aspirationsschutz zu blocken.

3.2 Gefensterte blockbare Kanülen

Dieser Kanülentyp vereint zwei Anforderungen miteinander: Er funktioniert bei entblockter Manschette und gefensterter Außen- und Innenkanüle wie eine Sprechkanüle (vgl. IV./3.3) und kann zur Stimmbildung genutzt werden. Allerdings kann sowohl über den freien Spalt zwischen Trachealwand und Kanüle als auch durch das offene Phonationsfenster aspiriert werden. Aspirationsschutz bietet die Kanüle, wenn ihre Manschette mit Luft gefüllt und zusätzlich die gefensterte Außenkanüle durch das Einsetzen einer nicht gefensterten Innenkanüle verschlossen ist. Wird die Kanüle bei gefensterter Innen- und Außenkanüle geblockt, so besteht weiterhin Aspirationsgefahr, weil über das freie Phonationsfenster aspiriert werden kann.

Vorteile kann diese Kanüle für Patienten bieten, die

- ohne Phonationsfenster nicht phonieren könnten, weil sie bei entblockter Kanüle den nötigen Atemdruck nicht aufbringen können, um Luft seitlich der Kanüle in Richtung Larynx zu pressen, oder dieser Spalt zu klein ist

- eine Dauerblockung benötigen (Langzeitkanülenträger) und durch minutenweises Entblocken wenigstens kurz ihre Stimme erfahren und trainieren können, ohne einen Kanülenwechsel in Kauf nehmen zu müssen (Schröter-Morasch, 1999)

Ein Beispiel für diesen Tracheostomiekanülentyp mit Niederdruckmanschette ist die Shiley®-Kanüle (Typ FEN). Diese Kanüle kann als Langzeitkanüle über mehrere Tage (aktuelle Angaben sind der Packungsbeilage des Herstellers zu entnehmen) verwendet werden. Sie besitzt eine gefensterte Außenkanüle, eine gefensterte und eine nicht gefensterte Innenkanüle (vgl. Abb.10). Diese nicht gefensterte Innenkanüle hält das Phonationsfenster bei geblockter

Kanüle geschlossen, während im entblockten Zustand die gefensterte Innenkanüle (mit Phonationsfenster) eingesetzt wird. Nachteilig kann sich auswirken, dass zum Absaugen der Einsatz der nicht gefensterten Innenkanüle erforderlich ist (es sei denn, man bringt beim Absaugen das nötige Geschick auf, nicht mit der Spitze des Absaugkatheters gegen das Phonationsfenster und nicht an die Trachealschleimhaut zu stoßen). Der erforderliche Wechsel der Innenkanülen kann seinerseits zur Zunahme der Schleimproduktion und des Hustens führen. Bei Patienten mit starker Sekretbildung kann häufiges Absaugen nötig sein. Ebenso kann in der Anfangsphase das Entblocken wiederum die Sekretproduktion erhöhen und häufiges Absaugen nötig werden, wenn der Patient nicht ausreichend abhusten kann. Eine zu geringe Schluckfrequenz und/ oder die Aspiration können weitere Gründe für vermehrtes Absaugen sein.

Zahlreiche andere Hersteller (z.B. Tracoe®, Portex®) bieten ebenfalls diesen Kanülentyp an. Bei der Auswahl ist darauf zu achten, dass sowohl eine gefensterte als auch eine nicht gefensterte Innenkanüle angeboten wird. Eine blockbare gefensterte Trachealkanüle, die nur mit gefensterter Innenkanüle beziehbar ist, verfehlt ihren Zweck, da über das freie Phonationsfenster weiterhin aspiriert werden kann.

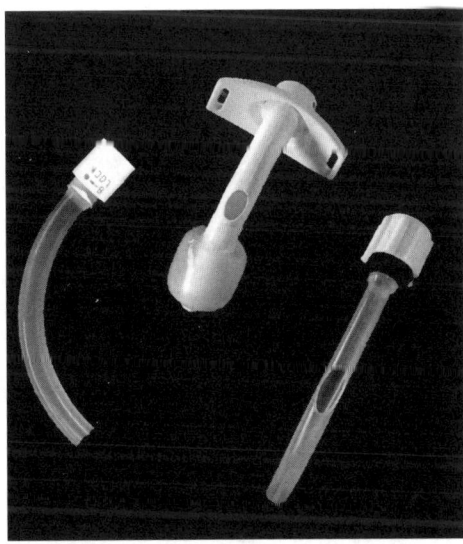

Abb. 10: Gefensterte blockbare Shiley®-(Außen) Kanüle mit einer gefensterten und einer nicht gefensterten Innenkanüle

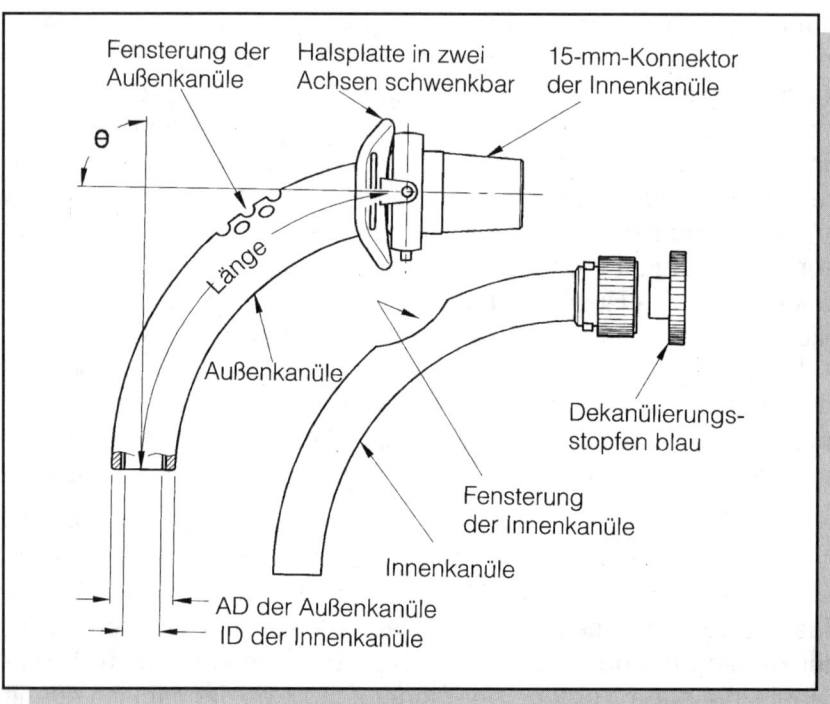

Abb. 11.1: Schematische Darstellung einer Sprechkanüle der Firma Tracoe®

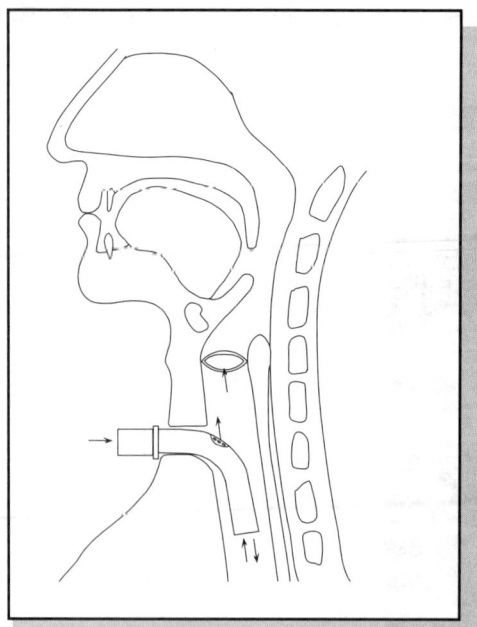

Abb. 11.2: Luftstromrichtungen der Ein- und Ausatmung bei gesiebtem Phonationsfenster

Mögliche Beschwerden von Patienten

Manche Patienten beklagen eine Unverträglichkeit des Materials. Dies kann sich z. B. in vermehrter Sekretproduktion äußern. Es kommt auch vor, dass der Krümmungswinkel sich als ungünstig erweist, d.h. die Kanüle Druck auf die Rachenhinterwand ausübt oder das Phonationsfenster teilweise mit der Trachealwand abschließt. Bei Sprechversuchen mit entblockter Kanüle können dann Luftnot und starker Hustenreiz entstehen. Die Beschwerden sollten durch die Wahl eines anderen Kanülentyps zurückgehen.

3.3 Sprechkanülen

Sprechkanülen können sowohl aus Kunststoff (z. B. Tracoe® -Kanülen) als auch aus Silber gefertigt sein. Sie bestehen aus einer Außenkanüle (mit Befestigungsschild und einer Halterung für die Innenkanüle) und einer Innenkanüle, die ihrerseits mit einer Vorrichtung an der Außenkanüle befestigt wird. Um Beschädigungen und Verbiegungen von innerer und äußerer Kanüle zu vermeiden, sollten die „Seelen" verschiedener Kanülen des gleichen Typs nicht vertauscht werden. Als Kriterium gilt hierbei die *Leichtgängigkeit* der Innenkanüle: Sie sollte zum Reinigen problemlos aus der Außenkanüle herausgenommen und wieder eingesetzt werden können (Schröter-Morasch, 1999).

Im Bereich der stärksten Krümmung der Außenkanüle befindet sich eine *gesiebte oder gefensterte* Öffnung, durch die die ausgeatmete Luft entweichen und den Kehlkopf (oberhalb der Kanüle gelegen) zur Stimmbildung passieren kann (vgl. Abb.11.2).

Sprechkanülen können ein *Sprechventil* in Form einer Klappe (Ventilklappe) besitzen. Beim Einatmen öffnet sich diese Klappe durch die einströmende Luft. Beim Ausatmen wird diese durch den Luftstrom passiv geschlossen (vgl. Abb. 12.1 und 12.2).

Der Vorteil von Silberkanülen beruht auf der *bakteriziden* Wirkung von Silber (oligodynamische Wirkung), die nach Knöbber (1991) erstmals von Carl Wilhelm von Nägeli (1817-1891), einem Schweizer Naturforscher und Arzt, entdeckt wurde. Sie werden handge-

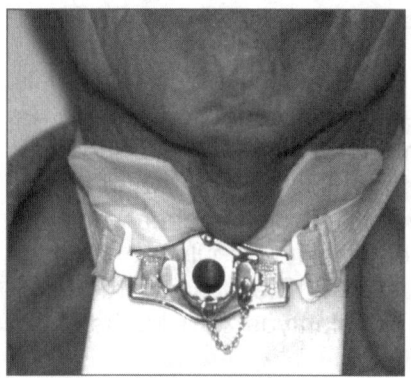 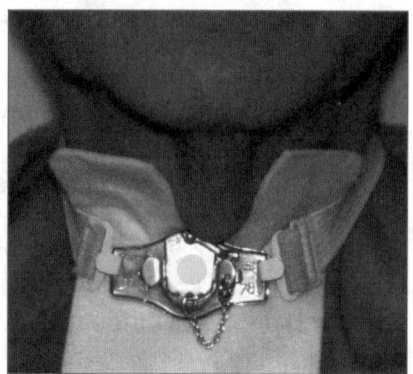

Abb. 12.1: Öffnung der Ventilklappe bei der Einatmung

Abb. 12.2: Passiver Verschluss der Ventilklappe bei der Ausatmung

fertigt, verfügen über eine Innenkanüle mit einem Sprechventil und sind für Dauerkanülenträger aus Sterlingsilber gefertigt, da ihr Material Stabilität und Festigkeit bietet. Neusilberkanülen, d.h. versilberte Kanülen, sind nur für den kurzzeitigen Gebrauch bestimmt.

Metallkanülen sind *dünnwandiger* als Kunststoffkanülen gleicher Größenbezeichnung. Sie büßen trotz ihrer Dünnwandigkeit keine Stabilität ein und haben den Vorteil, dass sie ein größeres Lumen besitzen und somit die Ventilation erleichtern können. Silberkanülen und Kunststoffkanülen mit Silberventil können doppelt so teuer wie Kunststoffkanülen sein. Silberkanülen haben allerdings den Vorteil, dass sie, da es sich um Metallkanülen handelt, überarbeitet und repariert werden können.

Sprechkanülen sollten so bald als möglich verwendet werden, weil ihre Konstruktion dem Patienten die Annäherung an physiologische Verhältnisse ermöglicht: Der Atemwiderstand ist verringert und der subglottische Anblasedruck erhöht (Schröter-Morasch, 1999). Dadurch kommt es in der Regel zu einer deutlichen Verbesserung der Stimmqualität (Lautstärke, Prosodie) und zu einer Erleichterung beim Husten und Räuspern (Reinigungsmechanismen). Häufig wird die Sprechkanüle von den Patienten als ein gewaltiger Fortschritt erlebt.

Bei gesiebter Außen- und Innenkanüle sollte in jedem Fall kontrolliert werden, dass keine durch *Kanülen bedingte Luftnot* (Knöbber,

1991) vorliegt. In diesem Fall ist die gesiebte Innenkanüle verrutscht, so dass sich das Lumen der gesiebten Außenkanüle und der gesiebten Innenkanüle überschneidet und der Lumendurchmesser dadurch verkleinert ist. Eine andere Ursache kann auch eine schlechte Passgenauigkeit von gesiebter Innen- und Außenkanüle sein.

3.4 Platzhalter

Platzhalter können die Funktion haben, das Schrumpfen des Tracheostomas bei einer narbigen Stenose zu stoppen. Durch allmähliche Zunahme der Platzhaltergröße kann die Stenose langsam bougiert (aufgedehnt) werden. In diesem Fall wird z. B. ein T-Rohr nach Montgomery zur Behandlung von Trachealstenosen eingesetzt (Knöbber, 1991).

In der Dysphagietherapie kommen Platzhalter inzwischen vereinzelt als Zwischenschritt vor dem Tracheostomaverschluss zum Einsatz. Bewähren konnten sie sich aber bisher nur in wenigen Fällen, da sie – ursprünglich nicht für Dysphagiepatienten konzipiert – bei der Anwendung von Schluckmanövern leicht hinausfallen. Sie bieten sehr wenig Kontaktfläche mit der Trachealwand und dadurch wenig Halt in der Trachea. Bei Dysphagiepatienten, die häufig auch im fortgeschrittenen Stadium eine Schlucktechnik anwenden müssen, die kräftiges Husten/Räuspern impliziert, hält der Platzhalter diesen Anforderungen selten stand. Das heißt, er fällt häufig heraus. Das häufige Wiedereinsetzen kann zu Hautirritationen führen, so dass die Patienten den nötigen Druckaufbau beim Räuspern nicht mehr aufzubringen wagen, ihre Schlucktechnik an Effektivität verliert und die Aspirationssymptomatik zunimmt. Eine Alternative können Kurzkanülen aus weichem Material sein.

3.5 Spezielle Anforderungen

■ Massive Speichelsäule oberhalb der Blockung z. B. Tracheosoft Evac® mit Lanz™System der Firma Mallinckrodt.

- Komplikationen (bei Trachealstenose z. B. ein T-Röhrchen nach Montgomery; vgl.IV/3.4)

Die Evac-Ausführung (Tracheosoft Evac® mit Lanz™System) kann verwendet werden, wenn das Infektionsrisiko der Atemwege reduziert werden soll oder übermäßige Sekretansammlungen oberhalb der Blockung vorhanden sind und entfernt werden sollen. Diese Kanüle besitzt einen Extraschlauch, der oberhalb der Blockung ansetzt. Es soll auf diese Weise der Speichel oberhalb der Blockung entfernt werden können. Die Sicherheit der Blockung kann besser gewährleistet sein, wenn der Speichel oberhalb der Blockung entfernt werden konnte, weil somit weniger Druck oberhalb des Cuffs entsteht. Wie hoch der durch die Speichelmasse entstehende Druck tatsächlich ist, lässt sich schwer sagen. Die einwirkende Kraft entspricht mit Sicherheit nicht der einer Wassersäule, da der Speichel in der Regel schaumig ist, d.h. mit Luft versetzt ist.

Dieser Kanülentyp ist allerdings erheblich teurer als die Mallinckrodt®-Kanüle mit Lanz™System, außerdem handelt es sich um Einmalkanülen. Bei zähem Sekret ist das Absaugen massiv erschwert und die Kanüle weniger geeignet.

3.6 Ziele bei der Trachealkanülenwahl in der Dysphagietherapie

Die funktionelle Schlucktherapie bei Trachealkanülenträgern dauert in der Regel länger (mehrere Wochen/Monate, auch Jahre), weil der Schweregrad der Störung in der Regel größer ist als bei nicht kanülierten Patienten. Fernziele sind die Dekanülierung und der Tracheostomaverschluss. Der orale Kostaufbau als weiteres Ziel (eventuell auch nur partiell oral möglich) wird entweder parallel zur Dekanülierung oder anschließend angestrebt. Durch den gesamten Behandlungsverlauf wird die Kanülenversorgung so flexibel gestaltet, wie es der aktuelle Stand des Patienten erfordert. Die Erfahrung zeigt, dass trotz umfangreicher Produktangebote verschiedener bekannter Hersteller die Kanüle oft nicht in allen Aspekten optimal sein kann und Kompromisse geschlossen werden müssen. Die Vorgehensweise bei der Kanülenversorgung impliziert regelmäßige HNO-ärztliche Kontrollen zum Ausschluss von Komplikationen (wie z. B. Granulationen im Tracheostomiekanal, Druckstellen in der Trachea, Verlegung des Phonationsfensters durch in das Kanülenfenster wachsende Granulationen). In der Regel werden diese Komplikationen im Stationsalltag und/oder in der Schlucktherapie deutlich. Die Indikation zur HNO-ärztlichen Kontrolle wird im interdisziplinären Team gestellt.

Kriterien zur Trachealkanülenwahl

Die Wahl der geeigneten Kanüle spielt in der funktionellen Schlucktherapie von Patienten mit Trachealkanülen eine große Rolle. Hierbei können folgende Ziele im Vordergrund stehen:

1. Gewährleistung einer sicheren Dauerblockung:

   - Aspirationsschutz
   - Intensive Bronchialtoilette (besonders bei trockenem Trachealsekret und Gefahr der Borkenbildung)
   - assistierte Beatmung

   Kanülenversorgung: Blockbare Kanüle, z. B. Mallinckrodt®-Kanüle mit HiLo-Lanz-System

2. Schrittweises Entblocken:

   - Dauerblockung zum Schutz der unteren Atemwege und Phonationsmöglichkeiten bei ausreichender Ventilation
   - Annäherung an physiologische Druckverhältnisse im Larynx und Pharynx
   - Erlernen der Reinigungsfunktionen, der Stimmkontrolle, der Schlucktechnik

   Kanülenversorgung: Blockbare Kanüle; gefensterte blockbare Kanüle, z. B. Shiley®-Kanüle, Firma Mallinckrodt

Ziel: Gewährleistung einer sicheren Dauerblockung zum Schutz der unteren Luftwege

Ziel: Dauerblockung und schrittweises Entblocken

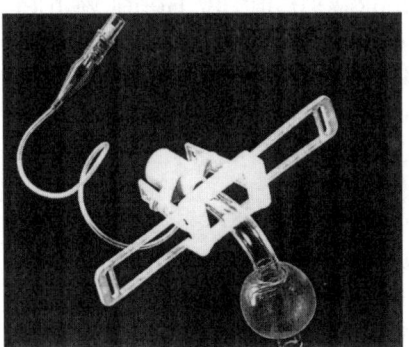

Abb. 13.1: Blockbare Kunststoffkanüle

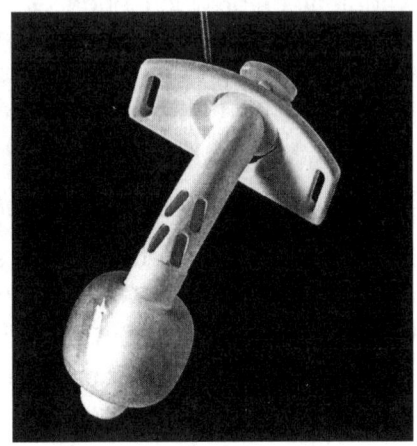

Abb. 13.2: Blockbare Außenkanüle mit doppelter Fenestrierung; Wechsel-Innenkanülen nicht abgebildet

Ziel: Entwöhnung von der Trachealkanüle

Ziel: Zwischenlösung vor dem Tracheostomaverschluss

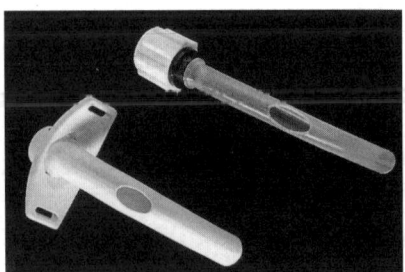

Abb. 13.3: gefensterte Außen- und Innenkanüle mit Verschlusskappe

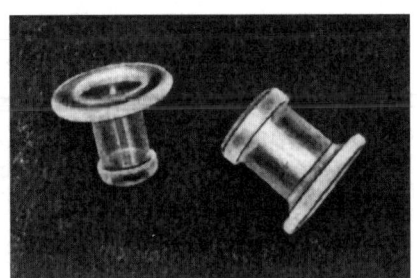

Abb. 13.4: Kunststoffbuttons verschiedener Größen zum Offenhalten des Tracheostomas (Knöbber, 1991, S.97)

3. Entwöhnung von der Trachealkanüle:
- schrittweise Umstellung auf die physiologische Atmung
- Absaugmöglichkeit gewährleistet

Kanülenversorgung: gefensterte blockbare Kanüle, Sprechkanüle (mit Sprechventil) → abstöpseln, vgl. IV/5.2.6)

4. Zwischenschritt vor dem Tracheostomaverschluss:

    (noch gelegentliche Aspiration, Luftnot bei Belastung)
- Erhalten der Absaugmöglichkeit

Kanülenversorgung: (abgestöpselter) Platzhalter (vgl. IV/5.2.6), Silikonkurzkanüle

3.7 Nachteile von Trachealkanülen

Auch wenn die Tracheotomie als solche, ebenso wie der Einsatz einer geblockten Kanüle, ungünstige Auswirkungen auf den Schluckvorgang haben können, so kann bei der akuten Versorgung von Patienten mit bedrohlichen Aspirationen darauf keine Rücksicht genommen werden. Die Minderung der vitalen Bedrohung durch den Schutz der unteren Atemwege (vgl III/3) erfordert die Tracheotomie und die geblockte Trachealkanüle.

Die Kenntnis der ungünstigen Nebeneffekte kann bei der Beurteilung schluckgestörter, mit einer Kanüle versehener Patienten, vorteilhaft sein, um ein Gesamtbild aller die Schluckstörung bedingender Faktoren zu erhalten.

Zahlreiche Autoren (Dettelbach et al., 1995; Fleming, 1992; Gilbert, 1987; Leder et al., 1996; Muz et al., 1989; Nash, 1988 und Thompson-Henry & Braddock, 1995) weisen darauf hin, dass die Tracheotomie ihrerseits Aspirationen verursachen und/oder die Aspirationssymptomatik verschärfen kann. Sie warnen davor, die Tracheotomie leichtfertig zu befürworten.

Verschiedene Erklärungsansätze besagen, dass sich sowohl die Tracheotomie als auch die Tracheostomie (vgl. III/4) negativ auf die pharyngeale Phase des physiologischen Schluckvorganges (vgl. II/2.1.3) auswirken können: Bei der Tracheostomie wird die Trachea an der vorderen Halshaut fixiert (vgl III/4.2). Dies führt nach Nash (1988) zu einer Behinderung der *Larynxelevation* und zu einem eingeschränkten Larynxverschluss sowie zu einer *unzureichenden Relaxation des oberen Ösophagussphinkters*. Es kommt zur *pharyngealen Stasis des Bolus* (Bonnano, 1971).

Außerdem wird angenommen, dass die Umleitung der Atmung über das Tracheostoma auf lange Sicht zu einer *Reduzierung der Sensibilität von Pharynx, Larynx und Trachea* verbunden mit einer Minderung der Schluckreflexauslösung führen kann, so dass der Patient die Aspiration weniger spürt, der Glottisschluss verspätet einsetzt und der Hustenreflex verspätet oder abgeschwächt eintritt (DeVita und Spierer-Rundback, 1990; Feldman et al., 1966; Gilbert, 1987 und Sasaki et al., 1977).

Betts (1965) und Feldman et al. (1966) setzten sich bereits in den Sechziger Jahren mit den Nachteilen der Tracheotomie auseinander. Ihrer Theorie nach kann es durch Aufstau von Sekret/Nahrung

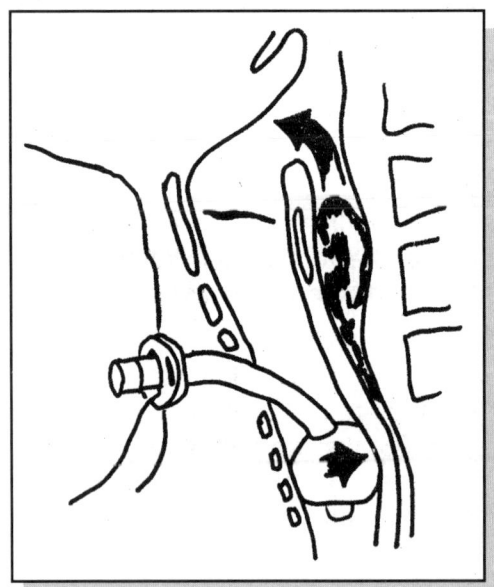

Abb. 14: *Geblockte Trachealkanüle verursacht Kompression der Speiseröhre. Modifiziert nach Einhorn in Nash, 1988*

oberhalb der Blockung zu einer lokalen Knorpelentzündung der Trachealspangen und im Extremfall zur Tracheomalazie kommen. Für die liegende geblockte Trachealkanüle bedeutet das, dass an dieser Stelle der Trachea ein verlässlicher Verschluss von Cuff (Blockung) und Trachealwand nicht mehr möglich und der Schutz der unteren Atemwege nicht mehr gesichert ist. Wird nun aus diesem Grund der Cuff-Druck erhöht, so entsteht ein *Circulus vitiosus*, da durch den erhöhten Druck auf die Trachealschleimhaut die Belastung weiter zunimmt. Ferner kann eine Überblockung der Manschette (vgl. Abb. 14) zur Einengung des Ösophagus und somit zur erschwerten Boluspassage führen, so dass die Nahrung sich oberhalb, d.h. im proximalen Ösophagus oder Hypopharynx, anstaut und in den Larynx überlaufen kann. Wenn der Patient kräftig einatmet oder der Cuff entblockt wird, kann es zur *Aspiration des angestauten Materials* kommen (Betts, 1965; Dettelbach et al., 1995; Feldman et al. 1966; Nash, 1988).

Die Wahrnehmung gustatorischer und olfaktorischer Reize, die maßgeblich die Stimulation des Schluckvorganges mitbestimmen, entfällt, da durch die geblockte Manschette die Einatmungsluft nicht die Mund- und Nasenräume passieren kann.

Es kommt zur vermehrten Schleimproduktion und zu einer erhöhten Infektanfälligkeit, weil die Funktion des Nasen-Rachenraumes (Anfeuchtung, Erwärmung und Filterung der Einatmungsluft) ausbleibt (Schröter-Morasch, 1999).

In jedem Fall stellt die Kanüle einen Fremdkörper in der Trachea dar, der individuell verschieden toleriert wird. Bei Trachealkanülenträgern können der dauerhafte Druck (aber auch eine zu große Kanüle, ein ungünstiger Krümmungswinkel, bestimmte Materialien) zur Reizung und Entzündung der Trachealschleimhaut, zur Entstehung von Granulationen und u. U. zur Tracheomalazie führen.

Konsequenzen der Trachealkanülen für die Patienten

Auch wenn die Tracheotomie in vielen Fällen ein lebensnotwendiger Eingriff und die Voraussetzung für eine längerdauernde konservative Therapie ist (Schröter-Morasch, 1999), so stellt sie doch eine massive subjektive Beeinträchtigung für den Patienten dar:

Die störendste Veränderung durch eine Trachealkanüle ist für viele Patienten der *Stimmverlust,* d.h. sie können artikulieren, jedoch nicht phonieren (Byrick, 1993; Manzano et al., 1993). Gründe dafür können sein, dass die Patienten eine geblockte Kanüle haben oder die (entblockte) Kanüle zur Phonation mit dem Finger verschließen müssten (wenn keine Sprechkanüle oder ein Sprechventil möglich sind) und das aus motorischen Gründen nicht können (Passy, 1986; Leder, 1994). Bei deutlichen Artikulationsbewegungen können den Patienten ihre Worte von den Lippen abgelesen werden. In den Fällen, in denen eine Anarthrie oder Dysarthrie diese Kommunikationsmöglichkeit erschweren, müssen zusätzliche Hilfen wie Aufschreiben und bei schweren motorischen Störungen Kommunikationsgeräte mit entsprechenden Hilfsvorrichtungen herangezogen werden. Neben diesen erheblichen Beeinträchtigungen fühlen sich viele Kanülenträger in ihrer körperlichen Integrität verletzt sowie in ihrer sozialen Akzeptanz eingeschränkt, stigmatisiert und isoliert. Die in der Regel schwerkranken Patienten sind durch die Auswirkungen der Trachealkanüle zusätzlich psychisch stark belastet.

4 Pflegerische Betreuung tracheotomierter Patienten

Der tracheotomierte und aspirationsgefährdete Patient benötigt eine besondere Pflege. Im Folgenden werden Bereiche aus der Krankenpflege beschrieben, die in der Schlucktherapie berücksichtigt werden sollten. Weitere Informationen zur Betreuung tracheotomierter Patienten sind bei Aulmann (1997), Knöbber (1991), Lohstroh (1997) und Schröter-Morasch (1999) zu finden.

4.1 Tracheostomapflege

Ziel der Tracheostomapflege ist ein *reizloses* und *trockenes* Tracheostoma, da auf der Haut liegendes Sekret in Verbindung mit zusätzlicher Feuchtigkeit (austretender Speichel am Tracheostomarand) zur Entzündung führen kann. Nach dem Kanülenwechsel sollte das umgebende Gewebe des Tracheostomas mit einer Mullkompresse abgedeckt werden. Im Handel sind Tracheostomie-Kompressen aus *aufsaugendem Material* (z. B. Allevyn®, Firma Portex) erhältlich, die die Feuchtigkeit aufnehmen und das Hautgewebe trocken halten. Sie werden für Patienten mit gereizter Umgebungshaut durch ein nasses Tracheostoma empfohlen, allerdings sind sie sehr teuer. Außerdem werden Kompressen mit antibakterieller Silberbehaftung angeboten.

4.2 Anfeuchtung der Trachealschleimhaut

Die Anfeuchtung der Trachealschleimhaut (vgl. IV/3.1.1) sollte bei tracheotomierten Patienten generell gewährleistet sein (Werner, 1993; Lohstroh, 1997). Die Befeuchtung der Raumluft sollte rund um die Uhr stattfinden, weil eine Austrocknung der Trachealschleimhaut zu massiver Borkenbildung (Borken=eingetrocknetes Trachealsekret) mit Stenosierung und Blutung führen kann. Die Borkenbildung stellt deshalb einen Risikofaktor dar, weil Borken die Kanüle und/oder die Atemwege verlegen und zu akuter Luftnot führen können (Lipp & Schlaegel, 1997; Schröter-Morasch, 1993). Aus diesem Grund empfiehlt es sich, die Eigenschaft des Trachealsekretes im Auge zu behalten und gegebenenfalls für eine Intensivierung der Befeuchtung der Trachealschleimhaut zu sorgen.

Da viele Patienten die erhöhte Luftfeuchtigkeit als Belastung empfinden, sollten sie über die Notwendigkeit dieses „Übels" informiert sein. Ferner ist es ratsam, darauf zu achten, dass der Patient nach der Therapie entweder wieder den Vernebler eingeschaltet hat oder, wenn er sich außerhalb seines Krankenzimmers befindet, eine so genannte „künstliche Nase" trägt, die auf die Trachealkanülenöffnung gesteckt wird und die fehlende Filterfunktion der Nase (vgl. IV/3.1.1) ersetzt, indem die Luft durch Zurückbleiben der Feuchtigkeit der Ausatmungsluft angefeuchtet wird. Eine zusätzliche Alternative stellt das Inhalieren mit Sole dar.

4.3 Absaugen

Ziele des Absaugens sind die Sicherstellung der ungehinderten Atmung des Patienten und die Erhaltung des physiologischen Keimmilieus (Aulmann, 1997). Auch sollte der Patient beim Absaugen so wenig wie möglich belastet werden. Daher empfiehlt es sich bei starker Verschleimung, mehrere Male kurz abzusaugen, den Patienten währenddessen zum Mithusten aufzufordern und dazwischen Atempausen einzulegen.

Das Absaugen sollte so *häufig wie nötig* durchgeführt werden. Der Absaugkatheter sollte *ohne Sog* eingeführt werden. Die Häufigkeit des Absaugens richtet sich nach der *Sekretbeschaffenheit*, der *Sekretmenge* und der *Kraft des Hustenstoßes*. Bei starker Sekretbildung und/oder zähem Sekret empfiehlt es sich, häufig abzusaugen und auf eine gute Befeuchtung der Trachealschleimhaut zu achten (Knöbber, 1991).

Das Absaugen selber wird mit einem *sterilen Absaugkatheter* durch den Arzt, das Pflegepersonal, angeleitete Angehörige oder durch den Patienten selbst durchgeführt. Es sollten dabei Handschuhe getragen werden. Die Kanülenlänge bei Erwachsenen beträgt etwa 8 bis 9 cm. Deshalb muss, um in die Trachea zu gelangen, der Absaugkatheter etwa 9 bis 10 cm durch die Kanüle vorgeschoben werden. Am Kanülenende und in der Trachea angesammeltes Sekret wird auf diese Weise entfernt (Schröter-Morasch, 1993).

Da die Nase des tracheotomierten Patienten nicht durchlüftet wird, kann es zur reaktiven Sekretbildung kommen. Daher empfiehlt es sich, mit einem sehr dünnen Absaugkatheter bei Bedarf nasal abzusaugen. Die Nase sollte auch mittels Nasensalbe befeuchtet werden.

4.4 Kanülenwechsel

Der Kanülenwechsel wird in der Klinik in der Regel vom Arzt oder vom Pflegepersonal, in der häuslichen Umgebung von den angeleiteten Angehörigen oder vom Patienten selbst durchgeführt (vgl. Abb. 15.1-15.3). Vor dem Kanülenwechsel wird sorgfältig *im Mund, in der Kanüle* und *außen um die Kanüle* herum abgesaugt. Die Kanüle muss vor Herausnahme *entblockt* sein, um Reizungen der Trachealschleimhaut, die durch den aufgeblasenen Cuff entstehen könnten, zu vermeiden. Dabei ist darauf zu achten, dass *während* des Entblockens ebenfalls abgesaugt wird, da Sekret, das sich oberhalb der Blockung angesammelt hat, nach dem Entblocken über den frei gewordenen Platz in die unteren Luftwege gelangen könnte und deshalb entfernt werden muss. Eine Blockung schützt daher den Patienten dann vor Aspirationen, wenn auch beim Entblocken *entsprechende Sicherheitsvorkehrungen* getroffen werden.

Bei der Neigung zur Verengung des Tracheostomas oder bei einem nicht plastischen Stoma, muss dieses beim Kanülenwechsel mit einem *Spekulum* offen gehalten werden (Lipp & Schlaegel, 1997; Schröter-Morasch, 1993, 1999).

Ein Patient sollte mindestens zwei Kanülen zur Verfügung haben, damit immer eine zweite Kanüle bereit liegt und notfalls sofort gewechselt werden kann. Der Kanülenwechsel sollte so schnell und

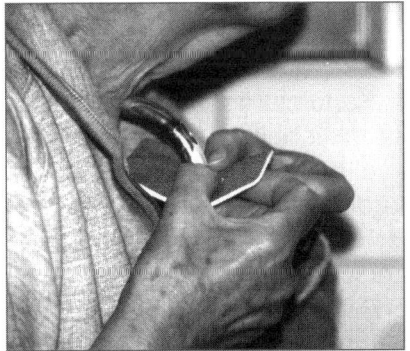 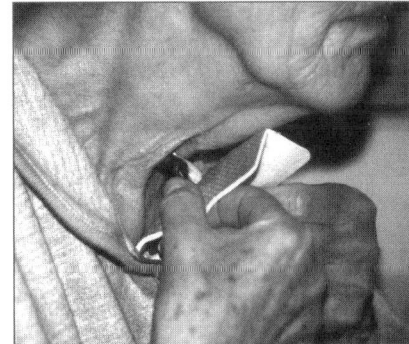

Abb. 15.1 und 15.2: Die gewechselte Silberkanüle wird langsam in den Tracheostomiekanal vorgeschoben

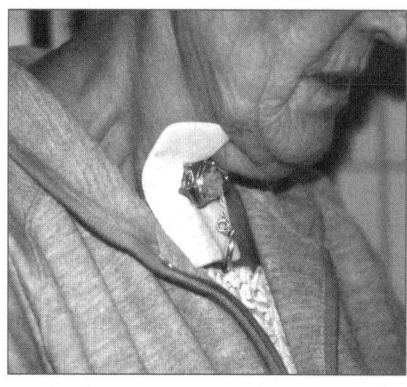

Abb. 15.3:
Die eingesetzte (hier abgestöpselte) gefensterte Silberkanüle wird noch mit einem Halteband am Hals befestigt

ruhig wie möglich vonstatten gehen. Ist bereits im Vorfeld bekannt, welches Tracheostoma (plastisches-, nicht plastisches-, Punktionstracheostoma) angelegt wurde, so kann man auf eventuelle Schwierigkeiten beim Kanülenwechsel, z. B. das Schrumpfen eines Tracheostomas (vgl. IV/2.1) vorbereitet sein. Eine stabile, nicht zu feste Befestigung der Kanüle gewährleistet den Sitz und verhindert ein Herausgleiten. Entsprechende Haltebänder sind im Handel erhältlich.

5 Funktionelle Schlucktherapie bei tracheotomierten Patienten

Die funktionelle Schlucktherapie bei Kanülenträgern integriert das *„optimale Kanülenhandling"* in das funktionelle Behandlungskonzept. Nicht in jedem Fall kann die volle orale Ernährung erreicht werden. Vorrangig sollte (nach interdisziplinärer Absprache) der Tracheostomaverschluss angestrebt werden, da das Tracheostoma bzw. die Trachealkanüle das Schlucken erschweren kann (vgl. IV/3.7). Die Dekanülierung kann dem Patienten also *günstigere Ausgangsbedingungen* zum weiteren Schlucktraining ermöglichen.

5.1 Therapieplanung

Nach Abschluss der diagnostischen Verfahren erfolgen die Planung und Durchführung der Schlucktherapie durch die Logopädin/Sprachtherapeutin. Die diagnostischen Ergebnisse werden interdisziplinär diskutiert. Hierbei wird außerdem versucht, das diagnostische Bild mit den *persönlichen Lebensumständen und Zielen* des Patienten in Verbindung zu bringen. Die Behandlungsziele sollten immer *speziell* auf den Patienten abgestimmt sein. Vor Schluckversuchen werden z. B. bei der Nahrungsauswahl geschmackliche Vorlieben (lieber herzhaft als süß) und bevorzugte Nahrungstemperaturen des Patienten (lieber heiße Getränke als kalte) ebenso berücksichtigt, wie die Auswahl der geeigneten Nahrungskonsistenz und die Festlegung der Menge besprochen werden.

Es kommt auch vor, dass die Vorstellungen der Ärzte, der Pflege und der Therapeutin einerseits und die des Patienten und seiner Angehörigen andererseits deutlich verschieden sind: Wenn zum Beispiel wegen der progredienten neurologischen Grunderkrankung die orale Nahrungszufuhr des Patienten nicht mehr ausreichend gewährleistet ist und die Anlage einer PEG empfohlen werden muss, der Patient diesen Vorschlag aber als „Aus" empfindet und sich gegen den Eingriff ausspricht. Hier gilt es, durch *fundierte fachliche Beratung* über die diagnostischen Ergebnisse und Behandlungsverfahren (invasiv und nicht invasiv, vgl. IV/1), dem Patienten und seinen Angehörigen eine *Entscheidungshilfe* zu geben.

Es hat sich immer wieder gezeigt, dass viele Kanülenpatienten Zeit brauchen, mit den Konsequenzen des Luftröhrenschnittes und dem Tragen einer (geblockten) Trachealkanüle (vgl. IV/3.1.1) zurechtzukommen. Erläuterungen des Störungsbildes, der Verwendung der Kanülenart und der Pflege von Tracheostoma und Kanülen sind erforderlich, um dem Patienten und den Angehörigen die Angst und Hemmung vor dem „Loch im Hals" zu nehmen (Schröter-Morasch, 1993). Außerdem werden während des Behandlungsverlaufes die einzelnen Therapieschritte, z. B. die Auswahl der geeigneten Kanüle, das schrittweise Entblocken der Kanüle, zusammen mit dem Patienten vereinbart. Auch die Selbsteinschätzung des Patienten ist sehr wichtig. Entsprechend seiner Fähigkeiten (Berücksichtigung neuropsychologischer Defizite) sollte ihm zunehmend Verantwortung für seine Schluckstörung übertragen werden.

Die *Intervalltherapie* bietet die Möglichkeit, die Schlucktherapie im stationären Rahmen zu beginnen, den Patienten für einen vereinbarten Zeitraum zu entlassen, um dann anschließend stationär mit der Behandlung fortzufahren. Während seines Aufenthaltes zuhause führt der Patient selbständig oder mit Hilfe (Angehörige, ambulante logopädische Betreuung) einen auf seine Störung abgestimmten Behandlungsplan durch. Diese Verfahrensweise bietet sich an, wenn aufgrund des Schweregrades der Schluckstörung von einer mehrmonatigen stationären Behandlungsdauer auszugehen ist, der Patient aber aufgrund der großen Entfernung zu seinem Wohnort wenig oder keinen Besuch bekommen kann und/oder der stationäre Aufenthalt aus kostentechnischen Gründen begrenzt werden soll.

5.2 Therapie tracheotomierter Patienten

5.2.1 Grundsätzliche Empfehlungen für die Therapie

In Anlehnung an Meyers (1995) können zusammenfassend (vgl. II/6) noch einmal folgende Vorschläge gemacht werden:

- Grundsätzlich sollte bei jedem tracheotomierten Patienten zunächst von einem *erhöhten Aspirationsrisiko* ausgegangen werden. Aspirationsepisoden sind nicht immer gleich von klinischen Symptomen (Husten, Fieber etc.) begleitet. Daher sollte man eine Aspiration nicht leichtfertig (ohne sorgfältige Diagnostik) ausschließen

- Die Zusammenarbeit eines interdisziplinären Teams ist die günstigste Voraussetzung beim Diagnostizieren von Aspirationen oder Aspirationsepisoden

- Die verschiedenen diagnostischen Verfahren (vgl. II/6; IV/1) haben verschiedene Schwerpunkte, so dass eine Kombination dieser Verfahren empfohlen wird. Von besonderer Bedeutung sind die laryngoskopische und die klinische Schluckuntersuchung sowie die Videografie bzw. Röntgenkinematografie. In besonderen Fällen können die ph-Metrie und die Manometrie indiziert sein (vgl. II/6)

- Das Behandlungskonzept sollte sich an der Ätiologie und dem Schweregrad der Dysphagie orientieren. Auch bei tracheotomierten Dysphagiepatienten sollte in jedem Fall zunächst der oralen Nahrungskarenz, der pulmonalen Hygiene, dem adäquaten Kanülenhandling sowie der Rehabilitation des Schluckens (vgl. IV.1.2) *Vorrang vor operativen Maßnahmen* (vgl. IV.1.1) eingeräumt werden

- Operative Methoden zur Verhinderung von Aspirationen, wie der Verschluss des Larynx (vgl. IV/1.1), sind in der Regel mit Komplikationen verbunden und müssen oft mehrmals durchgeführt werden, bis der Verschluss stabil ist

5.2.2 Voraussetzungen für das Entblocken einer geblockten Trachealkanüle

Entsprechend den Richtlinien nach Schröter-Morasch (1999) kann die *zeitweise Entblockung* (wenige Minuten → mehrere Stunden → tagsüber) begonnen werden, wenn bei ausreichend weitem Tracheostoma *kein Speichel-/Sekretaustritt* zu sehen ist. *Endoskopisch/radiologisch* sollten ein *geringer Aufstau* sowie ein *geringer Überlauf* in die Glottis bei vorhandenem Hustenreflex oder eine gute Eigenwahrnehmung von gurgelndem Atemgeräusch in Kombination mit *effektivem willkürlichem Husten* vorliegen. Der *Glottisschluss/Verschluss des Aditus laryngis muss möglich* sein.

Bei Patienten mit geblockter Kanüle und nassem Tracheostoma (vgl. II/6) wird die Diagnostik abgewartet. Bei Aspirationsgrad III und IV (vgl. II/6) wird *nicht* begonnen, im entblockten Zustand zu trainieren. In diesem Fall kommen erst einmal kausale und kompensatorische Therapieverfahren bei geblockter Kanüle zur Anwendung. Außerdem wird der Patient in dieser Zeit angeleitet, seinen Speichel regelmäßig zu schlucken. Das nasse Tracheostoma und die Notwendigkeit, Speichel ausspucken zu müssen, sind Indizien dafür, dass die *Speichelkontrolle* und die *Schluckfrequenz* (vgl. II/2) des Patienten unzureichend sind: Er schluckt entweder gar nicht oder zu selten. Dadurch ist der Speichel unkontrolliert, verweilt im oropharyngealen Raum (vgl. II/6), wird aspiriert, staut sich über der Blockung und entweicht seitlich der Kanüle (nasses Tracheostoma).

Das Erlernen der Speichelkontrolle beginnt damit, dass der Patient seinen Speichel wahrnimmt, ihn ausspuckt oder regelmäßig (nach Dodds et al., 1990 einmal pro Minute) schluckt. Hat der Patient dies erlernt, ist er aus medizinischer Sicht in einem stabilen Allgemeinzustand und erfüllt die Kriterien nach Schröter-Morasch (s.o.), so kann mit Entblockungsversuchen, zunächst nur minutenweise, unter Absaugbereitschaft begonnen werden.

5.2.3 Vorteile des Entblockens

Der Vorteil des Entblockens liegt darin, dass durch das Zuhalten der Kanüle oder durch die Verwendung eines *Sprechaufsatzes bzw. Sprechventiles* die ausgeatmete Luft wieder in den Kehlkopf strömt. Diese ersten, oft nur minutenweisen Entblockungsversuche, sollten unter pulsoximetrischer Kontrolle durchgeführt werden, um eine ausreichende Sauerstoffsättigung zu gewährleisten (Light et al., 1989). Durch das Entblocken werden die subglottischen und pharyngealen Druckverhältnisse normalisiert. Diese Wiederherstellung der subglottischen Druckverhältnisse ist für die Verbesserung der Schluckfunktion von entscheidender Bedeutung (Eibling & Gross, 1996). Die willentlichen Reinigungsfunktionen, Räuspern und Husten, können trainiert werden. Die Phonation (Stimmbildung) ist wieder möglich. Der Patient „bekommt seine Stimme zurück". In diesem Fall hört er, häufig seit Wochen oder Monaten, zum ersten Mal seine Stimme wieder. Dies ist eine enorme *Motivation*. Beim Sprechen sollte der Patient auf einen feuchten, gurgelnden Klang seiner Stimme (klinischer Aspirationshinweis) achten. Dieser gurgelnde Stimmklang entsteht, wenn sich Speichel auf den Stimmbändern befindet. Verweilt der Speichel unkontrolliert an dieser Stel-

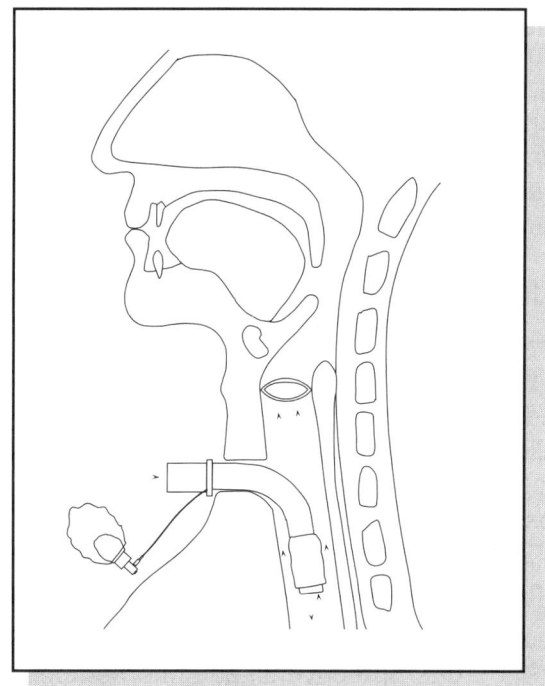

Abb. 16: Entblockte Trachealkanüle mit „eingefallenem" Cuff. Zur Phonation passiert die Ausatemluft seitlich der Kanüle den Kehlkopf.

le, so besteht Aspirationsgefahr (vgl. II/1). Durch das Beachten dieses Stimmklanges („*Stimmkontrolle*") kann der Patient, indem er räuspert, das heißt die Stimmbänder reinigt, und den Speichel anschließend schluckt oder ausspuckt, aktiv eingreifen und die Aspirationsgefahr beheben.

Dettelbach et al. (1995) stellten fest, dass bei entblockter Trachealkanüle der Verschluss mit dem Finger (zur Ausatmung), einem Sprechventil oder einem Stopfen zur Verbesserung der Aspirationssymptomatik führt. In ihren Studien fanden Muz et al. (1989, 1994) außerdem heraus, dass Sprechventile den *exspiratorischen Druck* in den Lungen erhöhen, den kräftigen Hustenstoß faszilitieren und die Befeuchtung von Nasen- und Mundhöhle ermöglichen. In diesem Zusammenhang berichteten Dettelbach et al. (1995) und Lichtman et al. (1995) von einem Rückgang der Sekretbildung mit der Konsequenz, dass die Patienten weniger abgesaugt werden müssen. Durch die Wiederherstellung der „*normalen*" Luftstrommechanismen, d.h. Einbeziehung von Mund- und Nasenhöhle, kommt es – ihrer Meinung nach – zu einer Regenerierung der glottischen Reflexmechanismen. Auch Sasaki et al. (1977) stellten in einer Untersuchung fest, dass bereits drei Minuten nach Wiedereinbeziehung der oberen Atemwege, der Glottisschluss reflektorisch einsetzte. Außerdem kommt es zur *Verbesserung des Riechvermögens* (Dettelbach et al., 1995; Lichtman et al., 1995).

5.2.4 Steigerung der Entblockungszeiten

Die Entblockungszeiten werden gesteigert, wenn der Patient seinen Speichel zunehmend besser kontrollieren kann (vgl. IV/5.2.2). Anfangs sollte er nicht allein sein und Gelegenheit haben zu sprechen. Das Entblocken beginnt in festgelegten Situationen, d.h. zur Schlucktherapie, bei Besuch, zu anderen Therapien (Ergotherapie, Krankengymnastik). Zunächst wird nur im Sitzen und tagsüber entblockt, später auch im Liegen und nachts (vgl. IV/5.2.5).

Sollte kurzzeitig Luftnot, z. B. unter Belastung, auftreten, so ist, je nach Kanülenart (vgl. IV/3.6), das Sprechventil zu entfernen oder die Innenkanüle herauszunehmen, die auch weggelassen werden kann. Der Innendurchmesser der Kanüle wird dadurch vergrößert. Der Patient kann zur Ausatmung mit seinem Zeigefinger die Kanülenöffnung verschließen und sprechen (vgl. IV/5.2.3). Einige Patienten bevorzugen, die Sprechkanüle dauerhaft ohne Ventilkläppchen und Innenkanüle zu tragen, weil sie so besser einatmen und sich durch kurzfristiges Verschließen (Zuhalten) der Kanüle dennoch verständigen können. Damit die unteren Luftwege bei offener Kanüle vor Staubteilchen etc. geschützt sind, sollten unbedingt *Schutztücher* (sog. „Stomalätzchen") getragen werden.

Der Moment, in dem der Patient schrittweise von der geblockten Kanüle entwöhnt werden kann, ist bei Kanülenpatienten eine einschneidende Phase der Schlucktherapie: Viele Patienten erhalten einen enormen psychischen Auftrieb, weil sie endlich (oft nach mehreren Monaten oder auch Jahren) ihre Stimme einsetzen können und für sich und ihre Mitmenschen wieder hörbar sind. Neben der gewonnenen Freiheit, wieder mit Stimme sprechen zu können, heißt Entblocken aber auch, *ohne den Schutz der Blockung* zu sein.

Dies verunsichert manche Patienten, da sie sich bisher auf den Schutz der geblockten Kanüle verlassen hatten. Sie müssen erst Vertrauen in ihr neues Können (Anwendung von Reinigungstechniken, modifiziertes Schlucken) gewinnen.

Das schrittweise Entblocken ist daher die Quintessenz aus der Einschätzung der Schlucktherapeutin, der Ärzte, des Pflegepersonals und der subjektiven Einstellung des Patienten. Ob, wie oft und wie lange und in welcher Situation der Patient entblockt wird, sollte immer eine interdisziplinäre Entscheidung sein.

5.2.5 Entwöhnung von der Kanüle

Die *dauerhafte (24 h) Entblockung* (bzw. ungeblockte Kanüle) kann nach Schröter-Morasch (1999) unter folgenden Voraussetzungen beginnen:

Klinisch: Der Patient ist in der Lage, seinen Speichel/Sekret wegzuschlucken. Es besteht *kein Verdacht mehr auf ausgeprägte Aspirationen*. Kein konstantes Abhusten vorhanden, das Absaugen ist noch erforderlich. Das Tracheostoma ist trocken (nur beurteilbar, wenn der Tracheostomiekanal ausreichend weit ist!). Keine gurgelnden Atemgeräusche, keine gurgelnde Stimmqualität.

Endoskopisch/radiologisch besteht kein Aufstau und kein Überlauf. Falls geringgradiger Aufstau mit Überlauf, ist reflektorisches Abhusten möglich.

Gilbert et al. (1987) und Leder et al. (1990) weisen darauf hin, dass der *Langzeitverschluss* der Trachealkanüle durch ein Ventil oder einen Stopfen unersetzbar ist, um die physiologische laryngeale Funktionsweise zu trainieren.

Die Druckverhältnisse im Oropharynx nähern sich physiologischen Werten an, weil der Patient gefordert ist, über Nase und Mund ein- *und* auszuatmen. Der Patient lernt, sich an die erhöhte Atemarbeit bei der Einatmung zu gewöhnen. Ungefensterte Kanülen sollten nicht mit einem Stöpsel verschlossen werden, weil hierbei nicht mit Sicherheit von einer ausreichenden Sauerstoffversorgung ausgegangen werden kann (Schröter-Morasch, 1999).

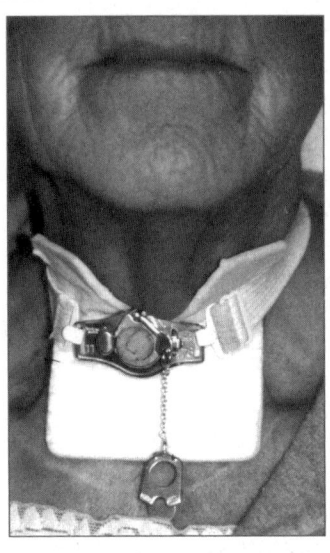

Abb. 17: Mit einem Stopfen verschlossene gefensterte Silbersprechkanüle

Bei normal verschlossenem Aerodigestivtrakt kommt es zur Verbesserung der Aspirationssymptomatik (Dettelbach et al., 1995; Gross et al., 1994; Gross et al., 1997; Lichtman et al., 1995; Siebens et al., 1993).

Die Blockungszeiten der Nacht werden je nach Zustand des Patienten in Absprache mit Ärzten, Pflegepersonal und dem Patienten selbst entweder langsam oder zügig reduziert. Manche Patienten haben Angst, nachts entblockt zu sein, auch wenn sie seit ein paar Wochen problemlos tagsüber entblockt sind. Sie befürchten, während des Schlafes nicht zu merken, wenn sie aspirieren. Das Procedere beim Entblocken muss von Fall zu Fall neu besprochen werden.

Die Patienten, die mit einer gefensterten blockbaren Kanüle versorgt sind, erhalten im entblockten Zustand eine gefensterte Außenkanüle mit Sprechventil. In einigen Fällen wird trotz des vorhandenen Cuffs bei dieser Kanüle geblieben, wenn die Dekanülierung in einem kurzen Zeitraum zu erwarten ist. Bei längerem Entwöhnungsverlauf (auch bei Intervalltherapie mit Therapiepausen von mehreren Monaten) wird eine *Sprechkanüle* (Rüsch, Shiley, Tracoe) mit Innenkanüle und Sprechventil ausgewählt, wenn die nötigen Bedingungen (Schröter-Morasch, 1999) gegeben sind:

Entsprechend den klinischen Richtlinien zur dauerhaften Entblockung (siehe oben) sollte eine *ausreichende Atemkapazität* gesichert sein. Endoskopisch/radiologisch sollten zusätzlich zu den oben genannten Bedingungen eine *ausreichend weite Glottis* sowie keine hochgradige subglottische Stenose (Ringknorpelstenose häufig nach Langzeitintubation) vorliegen.

Die *Sprechkanüle* kann nach Schröter-Morasch (1999) *abgestöpselt* werden, wenn sie ein Phonationsfenster besitzt und eine stabile Atmung besteht.

5.2.6 Dekanülierung und Tracheostomaverschluss

Entsprechend den Richtlinien nach Schröter-Morasch (1999) sollten folgende Voraussetzungen gegeben sein:

Klinisch: Verbesserte Vigilanz, zunehmende Aufmerksamkeit und Kooperationsfähigkeit im Frühstadium bei neurologischen Rehabilitationspatienten. Die Atmung sollte stabil, das Abschlucken von Sekret/Speichel sicher möglich sein und ein unauffälliger Lungenbefund vorliegen.

Endoskopische/bronchoskopisch/radiologisch: Keine signifikanten Aspirationshinweise.

Verläuft die Entwöhnung von der Trachealkanüle ohne Komplikationen, so werden die Dekanülierung und nachfolgend der endgültige Verschluss des Tracheostomas geplant. Der Patient sollte über einen Zeitraum von vier Wochen tags und nachts entblockt sein. In der Regel hat der Patient eine abgestöpselte Sprechkanüle oder einen abgestöpselten Platzhalter erhalten. Die Fähigkeit zur oralen Nahrungsaufnahme ist keine zwingende Voraussetzung für die Dekanülierung und den Tracheostomaverschluss (vgl. IV/5). Die PEG kann zunächst belassen, der Verschluss durchgeführt und das Schlucktraining anschließend fortgesetzt werden.

Um eine *Retracheotomie* zu vermeiden, erfolgt eine ausführliche Abschlussdiagnostik, die die klinische Schluckuntersuchung und die HNO-ärztliche Diagnostik beinhaltet (Lipp & Schlaegel, 1997). Bei *Uneindeutigkeit der Befunde* wird abschließend noch eine Vi-

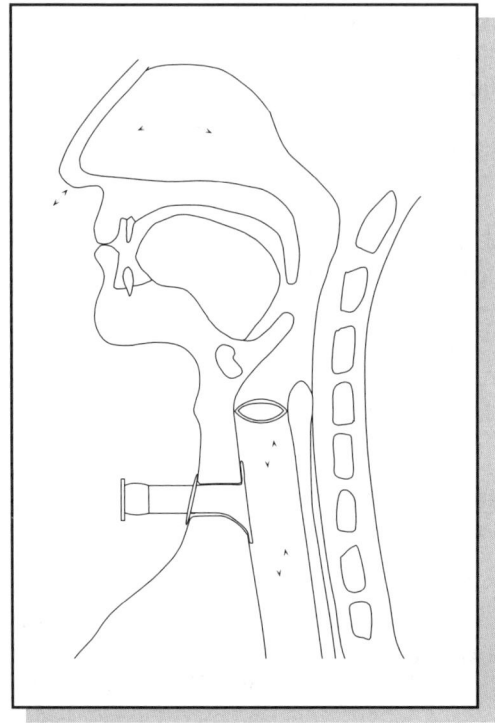

Abb. 18: (Abgestöpselter) Platzhalter im Tracheostomiekanal

deografie/Röntgenkinematografie durchgeführt. Die Ergebnisse werden in einem solchen Fall interdisziplinär diskutiert (vgl. II/6), bevor die Entscheidung zum (operativen) Tracheostomaverschluss getroffen wird.

Der Tracheostomaverschluss kann bei einem Punktionstracheostoma oder einem nicht plastisch angelegten Stoma *spontan* erfolgen, d.h. nach der Dekanülierung wird das Tracheostoma abgeklebt und heilt zu. Bei dem *chirurgischen* Tracheostomaverschluss sollte, nachdem das Abkleben des Tracheostomas komplikationslos verlaufen ist, etwa 10 Tage (Schröter-Morasch, 1999) die spontane Verkleinerung des Tracheostomas abgewartet werden, um das Ausmaß des chirurgischen Eingriffes zu minimieren.

5.2.7 Schluckversuche

Schließt die Trachealkanüle das Tracheostoma lückenlos ab (nicht plastisches Tracheostoma/Punktionstracheostoma), so kann der Speichelaufstau nicht austreten, und der Eindruck eines trockenen Stomas kann entstehen (Schröter-Morasch, 1999). Diese Tatsache muss bei der Beurteilung des Aspirationsrisikos und der Entscheidung bezüglich der Durchführbarkeit von Schluckversuchen berücksichtigt werden.

Färbetest bei tracheotomierten Dysphagiepatienten

Stehen im klinischen Alltag umfassende diagnostische Möglichkeiten (Videografie/Röntgenkinematografie; Videofluoroskopie/Fiberendoskopie) nicht zur Verfügung, so wird häufig das Absaugen durch die Trachealkanüle als einzige Möglichkeit gesehen, einen Hinweis auf eine vorhandene Aspirationsgefahr des Patienten zu erhalten (Thompson-Henry & Braddock, 1995). Befürworter des Färbetestes „modified Evan's blue dye test" (MEBD) sind der Meinung, dass dieser bei tracheotomierten Patienten als zusätzliches verlässliches diagnostisches Verfahren herangezogen werden kann (Nash, 1988). Er kann auch als Bedside-Methode zur Diagnostik von Aspirationen angewandt werden (Cameron et al., 1973; Spray et al., 1976). Die Methode dieses Testes beruht darauf, dass Nahrung und Flüssigkeiten mit *Blue Dye* (blauer Farbe, Methylen Blau) versehen, alle vier Stunden auf die Zunge gegeben und dabei in bestimmten Intervallen *abgesaugt* werden. Diese klinische Untersuchungsmethode kann Aspirationen aufzeigen, da angefärbte Nahrungspartikel und/oder Flüssigkeit, die rund um die Trachealkanüle oder aus der Kanüle abgesaugt werden, deutliche Aspirationszeichen sind. In Bezug auf die *Effektivität* des MEBD lagen bisher *keine Daten* vor. In einer neueren Studie äußern sich Thompson-Henry und Braddock (1995) *kritisch*. Sie zeigten in fünf Fallbeispielen, dass der Test (MEBD) Aspirationen *nicht* diagnostizierte, obwohl sie videofluoroskopisch (vgl. II/6) nachweisbar waren. Sie interpretierten dieses Ergebnis folgendermaßen: Kleine Mengen aspirierten Materials könnten beim Absaugen nicht sichtbar werden. Außerdem könnte die blaue Farbe durch die Vermischung mit Speichel *verdünnt* worden sein. Andere Faktoren, wie die *individuell verschieden gehandhabte Absaugetechnik* und die physiologischen Unterschiede in der pharyngealen Struktur der einzelnen Patienten, kämen als weitere Gründe in Betracht.

Die Autoren *warnen davor*, diesen Test als einzige diagnostische Methode zur Beurteilung der Schluckfunktion bei Kanülenpatienten anzuwenden. Eine Aspiration kann übersehen werden. Dies könnte zu schwer wiegenden Komplikationen führen, da viele tracheotomierte Patienten sich in einem sehr *labilen Gesundheitszustand* befinden. Diese Methode allein ist deshalb nicht ausreichend, um Aspirationen mit Sicherheit ausschließen zu können.

Durchführung von Schluckversuchen

Bei tracheotomierten Dysphagiepatienten kann es bei ausreichend weitem Tracheostoma vorkommen, dass aspiriertes Material (Speichel, Nahrung, Flüssigkeit) aus der Kanüle oder um das Tracheostoma herum austritt, also sichtbar wird.

In der schlucktherapeutischen Arbeit wird während und/oder nach Schluckversuchen abgesaugt, um die unteren Luftwege zu reinigen. Dabei sollte auf Nahrungspartikel geachtet werden. Allerdings sind Nahrungspartikel im Absaugschlauch oder im Auffangbehälter des Absauggerätes selbst dann nur schwer zu identifizieren, wenn der Bolus vorher (z. B. mit Lebensmittelfarbe, Traubensaft) eingefärbt wurde. Das Absaugergebnis (Nahrungspartikel ja oder nein) wird *nicht als sicherer Indikator* für eine aufgetretene oder nicht aufgetretene Aspiration gesehen (Mikroaspirationen). Vielmehr werden alle klinischen Aspirationshinweise (vgl. II/6) zusammengetragen und dann gegebenenfalls ein *Aspirationsverdacht* ausgesprochen. Dieses Ergebnis sollte dem Arzt mitgeteilt werden. Trotz negativem Absaugbefund (keine Nahrungspartikel) kann der Patient pulmonale Symptome (beim Abhören der Lunge) und/oder Temperaturanstiege zeigen und schlimmstenfalls eine Aspirationspneumonie entwickeln.

Sind Schluckversuche aus ärztlicher und schlucktherapeutischer Sicht vertretbar, so empfiehlt sich folgende (schlucktherapeutische) Vorgehensweise:

vorbereitend:

- Neuropsychologische Befundlage (Aufmerksamkeit, Ablenkbarkeit) berücksichtigen und – wenn nötig – externe Ablenkungsreize reduzieren (vgl. IV/5.3.2.2)
- Haltungsaufbau bzw. -korrektur im Sitzen für günstige (physiologische) Tonusverhältnisse
- Entsprechend der Befundlage Schwerpunkte setzen: Erste Entblockungsversuche (vgl. IV/5.2.2) nicht mit ersten Schluckversuchen kombinieren, da die Gefahr der Überforderung des Patienten besteht
- Durchführung von Mundinnenraumbehandlungen (z.b. Zahnfleischmassage) wenn erforderlich (bei schweren Hirnschädigungen)
- Auswahl externer Hilfsmittel (z. B. rutschfeste Unterlage, geeigneter Rollstuhltisch/Tisch, langstieliger Teelöffel)
- Wenn das Störungsbild es zulässt, besondere geschmackliche Vorlieben (z. B. lieber Herzhaftes als Süßes) und bevorzugte Nahrungstemperaturen (lieber heiße Getränke als kalte) des Patienten bei der Nahrungsauswahl berücksichtigen. Bei Diabetikern Rücksprache mit dem Arzt und der Diätassistentin halten
- Auswahl der Nahrungskonsistenz dem Patienten erläutern
- Auffangbehälter des Absauggerätes leeren, um eine eventuelle Verfärbung des abgesaugten Sekretes während der Schluckversuche erkennen zu können
- Pflegepersonal hinzubitten, Absauggerät bereithalten und zwischendurch und nach den Schluckversuchen absaugen

während der Schluckversuche:

- Bei stark verzögerter Schluckreflexauslösung mit Stimulationsbehandlung beginnen (z. B. Thermosondenstimulation vgl. IV/5.3.1)
- Physiologische (Sitz)haltung gegebenenfalls korrigieren
- Mit sehr kleinen Mengen beginnen (ein Drittel Teelöffel)

- Vermeiden von Unterhaltung während der Schluckversuche
- Orale Speichelansammlungen sollten zu Beginn der Schluckversuche ausgespuckt, bronchiale Sekretansammlungen sollten abgesaugt werden
- Ess- und Absaugprotokoll führen
- Notwendige Hilfestellungen geben (Ansagen der einzelnen Schritte, Merkblatt mit Schlucktechnik, wenn erforderlich Füttern)
- Auf die sorgfältige Entfernung von Nahrungsresten (Retentionen) durch Rachenreinigen, Räuspern, Nachschlucken bzw. Ausspucken achten. Diese Retentionen werden bei der Inspektion der Mundhöhle sichtbar, bzw. bei gurgelnder Stimmqualität hörbar. Diese gurgelnde Stimmqualität entsteht durch im Kehlkopfeingang befindliche Nahrungsreste. Deren Vorhandensein sollte durch die Stimmkontrolle nach dem Schlucken (Sprechen eines Lautes, z. B. „e") überprüft werden
- Nötige Pausen einlegen (in Abhängigkeit von der Konzentrationsfähigkeit, der Ermüdbarkeit und der allgemeinen Belastbarkeit)
- Entspannte Atmosphäre gewährleisten, die dem Patienten das Gefühl der Sicherheit bietet
- Patienten zum Husten ermuntern; Husten ist keine „Visitenkarte für falsches Schlucken", sondern ein wichtiger Schutzreflex
- Essversuch abbrechen, wenn z. B. Nahrung aus dem Tracheostoma und/oder der Kanüle entweicht, beim Absaugen Nahrungspartikel sichtbar werden, gurgelnde Stimme und/oder brodelnde/gurgelnde Atemgeräusche mit sehr schwachem Hustenreflex und/oder nicht effektivem willkürlichem Husten (kraftloser Hustenstoß) vorliegen
- Patient Einblick in die Entscheidungen geben und in diese miteinbeziehen
- Angehörige informieren bzw. miteinbeziehen

5.3 Funktionelle Therapieprinzipien

Die Behandlung neurogener Schluckstörungen beinhaltet vorwiegend nicht invasive, funktionelle Verfahren (vgl. IV/1.2). Der Grundstein der effektiven Schlucktherapie beruht auf dem umfassenden Verständnis der anatomischen und physiologischen Gegebenheiten des Patienten, im Kontext mit seiner medizinischen Diagnose und Prognose (Logemann, 1983, 1993, 1995; Logemann et al., 1994; Logemann et al., 1999; Perlman, 1993; Sonies, 1993).

Gerade in den letzten Jahren sind einige Konzepte zur Behandlung von Schluckstörungen entwickelt worden (vgl. Bartolome, 1993, 1999; Castillo Morales, 1991; Coombes, 1994; Logemann, 1995, 1997; Nusser-Müller-Busch, 1994; Schalch, 1994). Idealerweise sollte in die Therapieplanung die Kenntnis der verschiedenen Behandlungsansätze miteinfließen um, individuell an den Bedürfnissen des Patienten orientiert, die für ihn optimale Methode auszuwählen, bzw. verschiedene Behandlungstechniken und -methoden miteinander zu verbinden.

Die funktionellen Behandlungsverfahren werden als Basis für die Falldarstellung in Kapitel V schwerpunktmäßig anhand der funktionellen Dysphagietherapie (FDT) nach Bartolome vorgestellt werden, weil zur Behandlung der kooperationsfähigen Patientin sich diese Vorgehensweise anbot.

Funktionelle Therapieprinzipien bei bewusstseinsgeminderten (nicht kooperationsfähigen) Patienten

Die Patienten in der Frührehabilitationsphase sind in der Regel bewusstlos oder schwer bewusstseinsgemindert und leiden unter schwersten Hirnschädigungen mit Beeinträchtigungen der Sinneswahrnehmung, der Bewegung und der geistigen/psychischen Funktionen (vgl. Bartolome, 1999c). Sie sind zur Überbrückung des kritischen Zeitraumes häufig mit einer geblockten Trachealkanüle versorgt (vgl. IV/2). Für diese Patienten stehen allgemein stimulierende Maßnahmen im Vordergrund, die eine Verbesserung des Bewusstseinszustandes sowie die Anbahnung von Mobilität und Kommunikation zum Ziel haben (Schönle, 1996 in Bartolome, 1999c).

Die diagnostischen Möglichkeiten sind aufgrund der sehr eingeschränkten oder aufgehobenen Kooperationsfähigkeit des Patienten sehr begrenzt. Neben der klinischen Bedside-Untersuchung des Schluckens, die sich in der Regel auf eine Ruhebeobachtung beschränken muss (vgl. Bartolome, 1999c), empfiehlt es sich mit Hilfe einer transportablen Untersuchungseinheit eine transnasale Videoendoskopie durchzuführen, um das Aspirationsrisiko des Patienten beurteilen bzw. kontrollieren zu können. Hierbei sollte auch eine Inspektion des Tracheostomas in Bezug auf das Aussehen (z. B. Granulationen) und die Anlagetechnik des Tracheostomas (vgl. III/4) erfolgen. Auch eventuelle Komplikationen beim Kanülenwechsel (z. B. Schrumpfungsneigung des Tracheostomas, Arrosionsblutungen) sollten erfragt werden. Aus den gewonnenen Informationen lassen sich Überlegungen zur Trachealkanülenwahl, zum schrittweisen Entblocken bzw. zur Dekanülierung ableiten. Granulationen müssen operativ entfernt werden, wenn die Behandlung mit Silbernitrat nicht zum Rückgang derselben geführt hat. Die Notwendigkeit der Neuanlage eines Tracheostomas wird gegebenenfalls diskutiert und eingeleitet.

Die Diagnostik und Therapie von Schluckstörungen sollte auch bei bewusstseinsgeminderten und nicht kooperationsfähigen Patienten (mit einer Trachealkanüle) stattfinden. Die Therapeutin sollte sich zunächst beim Pflegepersonal und dem behandelnden Arzt erste Informationen über den Patienten einholen. Hierbei können folgende Fragen geklärt werden: In welcher Ausgangslage darf begonnen werden; ist die Sitzposition möglich; sind vegetative Entgleisungen (z. B. Tachykardien) zu erwarten; wie häufig muss der Patient abgesaugt werden; besteht Verborkungsgefahr/Verlegungsgefahr der Trachealkanüle; treten starke Hustenanfälle in Verbindung mit vegetativen Problemen auf? Diese Vorinformationen können im ersten Kontakt mit dem Patienten hilfreich sein und der Therapeutin Sicherheit bieten. Bei Patienten mit einer Trachealkanüle hat sich die Anwesenheit einer Pflegekraft oder des Arztes bewährt.

Sofern es die allgemeinkörperliche Situation des Patienten erlaubt, sollte nach erfolgter Kontaktaufnahme der Lagewechsel angekündigt und die Sitzposition als physiologische Ausgangslage angestrebt werden. Selbst wenn der Patient im Pflegerollstuhl, mit Lagerungshilfen unterstützt, sich eigentlich noch im Halbliegen befindet, nimmt die Vigilanz häufig zu. Es sollte – wenn nötig mit Hilfe einer zweiten Person – versucht werden, die Kopf- und Rumpfaufrichtung zu unterstützen. Die Haltungskorrektur kann immer wieder erforderlich sein, wenn z. B. der Streck- oder Beugetonus des Patienten durch Hustenattacken beim Absaugen zunimmt. Das wiederholte Absaugen, verbunden mit manometrischer Kontrolle der Blockung, kann bei Kanülenpatienten zu Beginn des Behandlungsverlaufes sehr im Vordergrund stehen, da immer eine gute Ventilation sichergestellt sein sollte, d.h. brodelnde Atemgeräusche nicht toleriert werden sollten und gleichzeitig die ausreichende Blockung des Cuffs gewährleistet sein muss.

Weil die Patienten im Anfangsstadium ihrer Erkrankung in der Regel noch sehr eingeschränkt belastbar sind, sollten Behandlungsschwerpunkte gesetzt werden. Eine sich gegenseitig ergänzende, aufeinander abgestimmte Vorgehensweise der Fachdisziplinen Physiotherapie (Krankengymnastik), Ergotherapie, Physikalische Therapie und Logopädie in Koordination mit dem Pflegepersonal bietet sich an.

Funktionelle Therapieprinzipien bei kooperationsfähigen Patienten

Die funktionelle Dysphagietherapie (FDT) bei kooperationsfähigen Patienten unterscheidet drei verschiedene Verfahren: Die *kausalen* (restituierenden), die *kompensatorischen* und die *adaptierenden* Verfahren (Bartolome, 1999b). Im Angloamerikanischen wird die Bezeichnung *indirekte* (kausale) versus *direkte* (kompensatorische) Verfahren geführt (Logomann, 1983, 1994, 1995).

Die kausalen Therapiemethoden sollen die Restitution der gestörten motorischen und sensomotorischen Funktionen bewirken, während als kompensatorische Methoden Strategien angewandt werden, die den Schluckvorgang erleichtern, jedoch die ursächliche neuromuskuläre Störung nicht beheben (Bartolome, 1993a). Studien (Bartolome & Neumann, 1993c; Neumann, 1993a; Neumann et al., 1995) belegen, dass beide Therapiemethoden einzeln und auch kombiniert erfolgreich sind.

Die Tracheotomie bzw. die Versorgung mit einer Trachealkanüle schließt bei kooperationsfähigen Patienten die Anwendung sowohl kausaler, kompensatorischer und adaptierender Verfahren ein. Für den einen Patienten ist es ideal, mit dem Erlernen eines Schluckmanövers als Voraussetzung für Entblockungsversuche anzufangen. Ein anderer Patient kann vielleicht aufgrund seiner neuropsychologischen Defizite eine Schlucktechnik nur über einen sehr langen Zeitraum erlernen, so dass versucht wird, mit dem schrittweisen Entblocken und der Anwendung kausaler Verfahren zu beginnen. Der Patient hat es in diesem Fall leichter, aktiv mitzuarbeiten, da für die selbständige Durchführung einzelner Übungen, z. B. Zungenübungen, kürzere Aufmerksamkeitsleistungen benötigt werden als für die konsequente und dauerhafte Durchführung der Schlucktechnik.

5.3.1 Kausale Methoden

Die kausalen Verfahren entstammen den Erkenntnissen der krankengymnastischen Behandlung zerebraler Bewegungsstörungen. Zu diesen neurophysiologisch orientierten Ansätzen zählen die „entwicklungsneurologische Behandlung" nach Bobath, die „propriozeptive neuromuskuläre Fazilitation" (PNF) nach Kabath sowie die Methoden der sensorischen Stimulation nach Rood. Diese Methoden wurden entsprechend den Anforderungen für die Sprech- und Schlucktherapie modifiziert (Bartolome, 1993a).

Je nach Erfordernissen (abhängig vom jeweiligen Befund) wird versucht, unerwünschte Reaktionen zu *inhibieren* (hemmen) und erwünschte physiologische Bewegungen zu *fazilitieren* (erleichtern). Diesen **vorbereitenden Stimulationen** (z. B. Dehnungen, leichte manuelle Berührungen, statischer/streichender Druck, Druck-Tapping, Pinseln, Applikation thermischer Reize und Vibration) werden **Mobilisationstechniken** angeschlossen. Diese gymnastischen Übungen bestehen aus willkürlichen Bewegungen, die gleichzeitig durch die Therapeutin modifiziert werden, um z. B. die muskuläre Entspannung zu ermöglichen, die Bewegungsinitiierung zu erleichtern, das Bewegungsausmaß zu vergrößern, die Muskelkraft durch Widerstandsübungen zu erhöhen oder die Geschwindigkeit und Koordination zu fördern (Bartolome, 1993a, 1999b). Nach Kabat (1953) können die Ziele von Widerstandsübungen zum einen die *isotonische Muskelkontraktion* und zum anderen die *isometrische Kontraktion* sein. Ist die gewünschte Motilitätsstufe erreicht, d.h. der Patient zur selbständigen Durchführung der gewünschten Bewegung in der Lage (Sullivan et al., 1985), so können selbständig durchgeführte Bewegungsübungen angeschlossen werden. Die Auswahl dieser **autonomen Bewegungsübungen** richtet sich nach der Befundlage und berücksichtigt jene Bewegungen, die funktionelle Relevanz für den Patienten haben, so dass ein individuelles, auf seine Störung abgestimmtes Übungsrepertoire entsteht. Dieses kann aus motorischen Funktionsübungen, unterstützenden Atem-, Stimm- und Sprechübungen sowie pragmatisch orientierten Übungen bestehen.

Die **praktischen Übungen** können nach Bartolome (1993a) in Haltungsmuster, Vorbereitende Übungen, Abbau pathologischer oraler Reflexaktivitäten, Stimulation des Schluckreflexes, orofaziale Bewegungen, Kieferbewegungen, Zungenmotorik, Velumfunktion, laryngeale Adduktion und Larynxelevation unterteilt werden.

Die Darstellung der zahlreichen praktischen Übungen würde den Rahmen sprengen. Detaillierte Übersichten sind bei Bartolome (1993a, 1999b), Buck et al. (1993), Davies (1992), Logemann (1983) und Schalch (1994) zu finden.

Zur Intensivierung des sensorischen Inputs schlägt Logemann (1995) vor, die Bolusgröße zu steigern (wenn dadurch nicht die Aspirationsgefahr zunimmt nicht ohne videografische Kontrolle) und/oder die Viskosität und Geschmacksintensität (z. B. sauer) der Nahrung zu erhöhen. *Saugendes Schlucken* („suck-swallow") von Speichel, bevor die Nahrung in der Mundhöhle platziert wird, kann die Auslösung des Schluckreflexes stimulieren, weil der „suck-swallow" ebenfalls zur Erhöhung der sensorischen Informationen im hinteren Teil der Mundhöhle führt. Der Patient soll den Mund geschlossen halten, mit Zunge und Kiefer pumpen, saugen und anschließend schlucken. Diese Vorgehensweise kann bei Patienten mit eingeschränkter Speichelkontrolle das Speichelschlucken fazilitieren.

Die taktile/thermale *Thermosondenstimulation*, ein weiteres Verfahren zur Schluckreflexstimulation, wird von zahlreichen Autoren befürwortet (Fujiu et al., 1994; Jean, 1984; Kaatzke-McDonald et al., 1996, Miller, 1993). Pommerenke (1928) befasste sich bereits vor siebzig Jahren mit der Frage, an welcher Stelle die Schluckreflexauslösung bei Gesunden lokalisiert ist. In seiner Studie stellte er fest, dass taktile Reize an den vorderen Gaumenbögen die Schluckreflexauslösung beschleunigen. Die Thermosondenstimulation nutzt diese Entdeckung.

Zur Durchführung der Thermosondenstimulation (detaillierte Übersicht bei Bartolome, 1999b) empfiehlt Logemann (1997), mit einem Larynxspiegel der Größe 00 an den vorderen Gaumenbögen zu streichen („rubbing"). Die Effektivität der Thermosondenstimulation konnte inzwischen wissenschaftlich bestätigt werden (Fujiu et al., 1994; Rosenbek et al., 1996b).

5.3.2 Kompensatorische Methoden

Die *Sicherheit* und die *Effizienz* der oralen Nahrungsaufnahme können durch die Art der Nahrungsaufnahme ermöglicht werden (Buckley et al., 1976). Bei den so genannten kompensatorischen (direkten) Therapieverfahren handelt es sich um Strategien, die – während des Schluckens angewandt – keine Veränderung der beeinträchtigten neuromuskulären Funktion beabsichtigen, sondern das aspirationsfreie Schlucken von Speichel/Nahrung/Flüssigkeit ermöglichen oder erleichtern (Bartolome, 1993). Eine Modifikation des pathologischen Schluckablaufes kann durch

- Haltungsänderungen
- Adaptative Verfahren (Diätetische Maßnahmen, Nahrungspositionierung, Trink- und Esshilfen, Essensbegleitung)
- Schluckmanöver

bewirkt werden (vgl. Bartolome, 1999b).

Die Videografie kann zur Überprüfung der Effektivität der kompensatorischen Verfahren herangezogen werden (vgl. II/6). Gleich zu Beginn der Eingangsdiagnostik werden diese unter videografischer Kontrolle im Beisein des Therapeuten und/oder der Angehörigen ausprobiert. Auf diese Weise erhalten Therapeut und Patient ein unmittelbares Feed-back. Diese Verfahrensweise empfiehlt sich auch aus kostentechnischen Gründen: Lange Therapiezeiten können so u.U. vermieden werden (Logemann, 1995; 1997).

5.3.2.1 Haltungsänderungen

Die Haltungsänderungen sind *die* vorrangige Maßnahme zur Behandlung oropharyngealer Dysphagien (Logemann, 1995). Sie verbessern den Nahrungstransport durch Einwirken auf die Schwerkraftverhältnisse. Die Erläuterungen werden sich auf die wichtigsten Aspekte beschränken. Weitere Ausführungen sind bei Bartolome (1999b), Logemann (1997), Shanahan et al. (1993) und Welch et al. (1993) zu finden.

In Anlehnung an Bartolome (1993a) werden folgende Haltungsänderungen unterschieden:

Anteflexion des Kopfes

- verhindert das unkontrollierte Entweichen von Nahrungsteilen aus der Mundhöhle und erweitert die Valleculae
- wird bei Patienten mit eingeschränkter lingualer Boluskontrolle, verzögerter Reflexauslösung oder eingeschränktem Glottisschluss angewendet

Kopfdrehungen zur betroffenen, kranken Seite

- eignet sich für Patienten mit einseitiger Pharynx- oder Larynxparese. Der Sinus piriformis wird auf der kranken Seite geschlossen, der Bolus über die gesunde Pharynxseite abgeschluckt
- das beeinträchtigte Stimmband wird verkürzt und das gesunde über die Mittellinie hinaus gedehnt

Kopfneigung zur gesunden Seite

- spannt das inaktive Stimmband bei unilateraler Störung der Glottisadduktion

- bei unilateraler Störung der lingualen und pharyngealen Funktion führt die Wirkung der Schwerkraft zum Nahrungstransport auf der gesunden Seite der Mundhöhle und des Rachens

Schnelle Kippbewegung des Kopfes nach hinten
- erleichtert den Bolustransport der Zunge durch die Verwendung der Schwerkraftverhältnisse
- als zusätzlicher Schutz sollte gleichzeitig die Luft angehalten werden (supraglottisches Schlucken vgl. IV/5.3.2.3)

Kombinierte Haltungsänderungen

Bei kombinierten Störungen kann es hilfreich sein, die effektivste Haltungsänderung mit Hilfe der Videofluoroskopie/Kinematografie zu kontrollieren.

5.3.2.2 Adaptierende Verfahren

Die Anpassung (Adaptation) an die Behinderung erfolgt über folgende Maßnahmen bzw. Hilfsmittel:

Nahrungspositionierung

Das vorherrschende Prinzip ist hierbei die Kompensation von motorischen/sensorischen Defiziten (z. B. der Zunge) durch die *richtige Platzierung* der Nahrung. Bei eingeschränkten Seitwärtsbewegungen der Zunge wird der Patient aufgefordert, die breiige Nahrung mit dem Löffel auf die Zungenmitte zu platzieren oder platzieren zu lassen. Er versucht dann, die Nahrung durch die Bildung einer Zungenschüssel zu halten und zu schlucken (Bartolome, 1993a). Es wird also in diesem Fall versucht, die Lateralbewegungen der Zunge zu vermeiden, da durch die mangelnden Zungenseitwärtsbewegungen die Nahrung in den lateralen Sulci und Wangentaschen landen würde. Die Nahrung könnte nicht kontrolliert und auf die Zungenoberfläche zurücktransportiert werden.

Die Zusammenarbeit mit dem Pflegepersonal und den Ergotherapeuten ist auch in diesem Zusammenhang sehr bedeutsam. Das jeweilige Schluckverhalten des Patienten sollte immer wieder erklärt werden, damit beim Füttern bzw. bei speziellem Esstraining keine Unsicherheiten und Ängste auftreten.

Diätetische Maßnahmen

Essen ist ein grundlegender Schritt des Gesundwerdens (Coombes, 1994). Dieser Schritt wird verantwortungsbewusst im interdisziplinären Team entschieden.

Die Fließ- und Formbarkeit der *verschiedenen Nahrungskonsistenzen* (fest, weich, breiig und flüssig) wird störungsspezifisch bzw. symptomorientiert eingesetzt, d.h. dass sich die Wahl der geeigneten Nahrungskonsistenz nach dem individuellen Störungsbild richtet. Beispiele für entsprechende Diätphasen finden sich bei Bartolome (1999b). Nicht jeder Patient ist für die gleiche Konsistenz aspirationsgefährdet. Bei multiplen Störungen sollte die Nahrung besonders überlegt ausgewählt werden. Die Voraussetzung für die Durchführung des ersten Essversuches stellt daher die sorgfältige Eingangsdiagnostik dar. Zum Beispiel kann bei einem Patienten mit Störungen der Zungenschüsselbildung und Zungenrückenelevation das Schlucken von Flüssigkeiten zur Aspiration führen, während bei breiiger Nahrung keine Aspiration auftritt. In diesem Fall ist Nahrung mit guten kohäsiven Eigenschaften das „Mittel der Wahl" zur Vermeidung von Aspirationen.

Bei der *Nahrungsauswahl* werden die Konsistenz (fest, weich, breiig, flüssig), die Temperatur (kalt, Zimmertemperatur, warm), die Zusammensetzung (Fett-, Säuregehalt) und die geschmacklichen Eigenschaften (süß, salzig) der Nahrung berücksichtigt. Wässrige Flüssigkeiten (abgekochtes Wasser oder Tee) scheinen am ungefährlichsten für die Lunge zu sein. Sie können ebenso wie gelatinehaltige Speisen (Götterspeise), die sich durch Wärmeeinwirkung verflüssigen, gut abgehustet werden. Fetthaltige Speisen und fetthaltige Flüssigkeiten sollten bei aspirationsgefährdeten Patienten vermieden werden (vgl. Bartolome, 1999b).

Eine weitere wichtige Rolle bei der Nahrungsauswahl spielt die Zusammenarbeit mit dem Küchenpersonal, da sichergestellt sein sollte, dass schluckgestörte Patienten ihre spezielle Kost (z. B. breiige Kost) auch erhalten. Bereits minimale Unterschiede in der Fließeigenschaft, zum Beispiel von Vanillepudding, können zur Zunahme der klinischen Aspirationszeichen führen. Ideale Bedingungen sind gegeben, wenn die Nahrungsauswahl mit der Diätassistentin besprochen werden kann.

Zusätzlich sollten bei Schluckversuchen der *Wachheitsgrad*, die *Motivation* bzw. der *Antrieb* und der *allgemeinkörperliche Zustand* des Patienten ebenfalls beachtet werden und ihr Einfluss auf das Aspirationsrisiko nicht unterschätzt werden (vgl. IV/5.2.7). Der Zustand der Zähne sollte ebenso berücksichtigt werden (Davis et al., 1987; Logemann et al., 1989; Wheeler et al., 1980). Besonders gefährdet sind Patienten mit schlechter oraler Boluskontrolle und/oder schlechter oraler Sensibilität und nicht sitzender Prothese. Es kommt vor, dass Patienten Schwierigkeiten mit ihrer Prothesenversorgung haben und aus diesem Grund nur passierte Kost essen dürfen oder können, obwohl ihr Schluckbefund weiche Kost oder sogar Normalkost zulassen würde.

Die Bolusmenge, Zeit für Trockenschlucke, die Nahrungspositionierung, sowie die Reduzierung visueller und akustischer Ablenker während der Mahlzeiten haben einen bedeutenden Einfluss auf die Sicherheit und Effizienz des Schluckens (Logemann, 1995). Eine Essensbegleitung durch die Schlucktherapeutin oder das Pflegepersonal hilft, die Sicherheit während der oralen Nahrungsaufnahme zu erhöhen.

Hilfsmittel

Hilfsmittel sollen durch eine, an der Behinderung orientierten Auswahl die Selbständigkeit und Sicherheit bei der Nahrungsaufnahme gewährleisten. Beispiele für Hilfsmittel können sein:

Allgemeine Hilfsmittel

z. B. Absaug-, Entblockungsprotokoll, „Schluckuhr", schriftliche Erinnerung an die Schlucktechnik, Schluckprotokoll

Mendelsohn-Manöver

Diese Schlucktechnik wird bei verminderter Zungenschubkraft, verkürzter/eingeschränkter/fehlender Larynxelevation sowie bei verkürzter/eingeschränkter/fehlender Öffnung des Speiseröhreneinganges (intra-, postdeglutitive Aspiration) trainiert. Das Mendelsohn-Manöver ermöglicht nach Bartolome (1993a):

- die Erhöhung der Zungenschubkraft durch die willkürliche Hebung des Zungengrundes gegen die hintere Schlundwand
- dass die Anhebung des Zungenbeines und des Kehlkopfes willkürlich gesteuert und verlängert werden kann
- durch die Zugwirkung (im Zusammenhang mit der Larynxanhebung), dass die Öffnung des oberen Ösophagussphinkters willkürlich gesteuert und verlängert werden kann

Der Patient trainiert die willkürliche Verlängerung der Kehlkopfhebung, indem er während des Schluckens den Zungenrücken für etwa zwei/drei Sekunden am Gaumen belässt. Die willkürliche Verlängerung der Anhebung des Zungenbein-Kehlkopf-Komplexes während des Schluckens bewirkt die Zugwirkung am Musculus cricopharyngeus (CP). So entsteht die passive Aufdehnung des CP (vgl. II/2.1.3). Der Bolus kann passieren.

Der Patient berührt mit dem Finger den Schildknorpel, schluckt mehrmals und versucht dabei die Kehlkopfbewegung während des Schluckens zu fühlen. Beim nächsten Schluck soll er den Zungenrücken am Gaumen belassen. Im günstigen Fall spürt der Patient die verlängerte Kehlkopfhebung während des Schluckens. Häufig wird diese verlängerte Kehlkopfhebung mühsam erlernt, weil (wie auch beim supraglottischen Schlucken) der reflektorische Schluckablauf durch die Willkürbewegung gesteuert werden muss. Es empfiehlt sich, die Zungenbewegung anhand der Artikulationsbewegung von /k/ sprechend zu üben.

Das supraglottische Schlucken bewirkt also den Schutz der Atemwege beim Schlucken, während das Mendelsohn-Manöver die Boluspassage durch den Rachen und den Eingang in die Speiseröhre ermöglicht. Kombinationen aus supraglottischem Schlucken und dem Mendelsohn-Manöver werden bei *komplexen Störungen* mit

Das willkürliche Atemanhalten bewirkt den Verschluss des Larynx (Martin et al., 1993). Das sofortige Abhusten soll Nahrungspartikel, die während des Schluckens in den Additus laryngis (Larynxeingang) gelangt sind, nahezu zeitgleich mit dem Öffnen der Glottis herausschleudern. Durch „trockenes" (ohne Nahrung) Nachschlucken werden diese Partikel entfernt.

Supersupraglottisches Schlucken

Ist der laryngeale Verschluss während des supraglottischen Schluckens nicht ausreichend, so kann die Effektivität der Technik durch das supersupraglottische Schlucken forciert werden. Hierbei werden während des Schluckens die Luftwege durch kräftiges gepresstes Atemanhalten (bei Kanülenpatienten wird die Kanüle wieder mit dem Finger verschlossen) etwas höher, d.h. in Höhe des Kehlkopfeinganges verschlossen. Die gleichzeitige Kopfneigung nach vorne unterstützt die Kippbewegung der Aryknorpel (vgl. Bartolome, 1999b).

Supraglottische Kipptechnik

Bei schwerer oraler Transportstörung kann durch Anheben des Kinns die Schwerkraft für den Bolustransport genutzt werden (Logemann, 1995). Es sollte jedoch sichergestellt sein, dass der Glottisschluss vollständig und ausreichend lange möglich ist und dass die pharyngeale Reflexaktivität ungestört ist. Die Sicherheit der Technik sollte unter radiologischer Kontrolle mit kleinem Bolusvolumen (1 bis 3 ml) getestet werden.

Kraftvolles Schlucken

Bei eingeschränkter Zungenbasisretraktion kommt es durch die verminderte Zungenschubkraft zu Nahrungsresten in den Valleculae. Die Zungenbasisretraktion kann durch kraftvolles („hartes") Schlucken verstärkt und der pharyngeale Bolustransport dadurch verbessert werden.

- Supraglottische Kipptechnik
- Kraftvolles Schlucken
- Mendelsohn-Manöver

Manche Patienten schlucken nur dann aspirationsfrei, wenn sie kontinuierlich ihre Schluckmanöver (und/oder andere kompensatorische Methoden) beim Essen durchführen (Lazarus et al., 1993; Logemann & Kahrilas, 1990). Andere Patienten benötigen ihre Schlucktechnik für einen bestimmten Zeitraum (z. B. über zwei, drei Monate) und danach nicht mehr (Logemann, 1995). Oder aber sie vernachlässigen ihre Technik, obwohl sie sie eigentlich noch benötigen. Dies kann vor allem für Patienten mit „stillen" Aspirationen gefährliche Auswirkungen haben (Bartolome, 1993a, 1999b). Eine fundierte Aufklärung der Patienten und ihrer Angehörigen über die Schluckstörung und die Schlucktherapie erhöht in der Regel die Akzeptanz und die Effektivität der Schlucktechnik (vgl. IV/5.1). Wird die Technik konsequent angewandt, kann sich die Bewegungsfolge irgendwann automatisieren (Bartolome, 1993a).

Supraglottisches Schlucken

Das supraglottische Schlucken ist bei *inkomplettem laryngealen Verschluss* (prae-, intradeglutitive Aspiration) notwendig (Bartolome, 1993a). Für die effektive Durchführung ist Voraussetzung, dass der vollständige Stimmbandschluss beim Atemanhalten möglich ist (die Kontrolle erfolgt durch die Laryngoskopie oder die flexible Nasenendoskopie). Ist der Glottisschluss möglich oder erfolgreich geübt worden, kann mit der Anbahnung des supraglottischen Schluckens begonnen werden. Die einzelnen Teilschritte werden erst isoliert geübt und anschließend kombiniert. Hierbei muss der Patient folgende Schritte beachten:

- willkürliches Atemanhalten während des Schluckens (bei tracheotomierten Patienten wird währenddessen die *Kanüle mit dem Finger verschlossen*)
- sofortiges Abhusten nach dem Schlucken *ohne Zwischenatmung*
- *„trockenes"* Nachschlucken

Trinkhilfen

z. B. weites Trinkgefäß, Becher mit Mundstück, Strohhalm, Saugflasche

Esshilfen

z. B. Teller mit erhöhtem Rand, rutschfeste Unterlage, angewinkelter Löffel, Besteck mit verdicktem Griff

Die Schluckuhr kann bei Patienten mit deutlich reduzierter Schluckfrequenz hilfreich sein. Sie erinnert in regelmäßigem Abstand durch einen Piepston an das Speichelschlucken. Dieses regelmäßige akustische Signal wird jedoch nicht von allen Patienten toleriert.

Trinkgefäße mit einem weiten Rand begünstigen die Kopfneigung beim Schlucken. Esshilfen sollen die Nahrungsaufnahme erleichtern. Zum Beispiel kann eine rutschfeste Unterlage für einen Patienten mit motorischen Einschränkungen eine Hilfe darstellen, weil sie den Teller auf der Unterlage sichert. Dadurch kann sich der Patient leichter auf das Essen und die Einhaltung seiner Schlucktechnik konzentrieren.

5.3.2.3   Schluckmanöver

Durch die Anwendung bestimmter Techniken lernt der Patient, die pathologischen Schluckereignisse zu kompensieren. Das heißt, das Erlernen und die Anwendung einer Schlucktechnik sollen dem Patienten ermöglichen, aspirationsfrei zu schlucken. Patienten, die zwar aspirationsfrei schlucken, aber dennoch über Nahrungsreste (Retentionen) im Mund und/oder Rachen klagen und diese nur mühsam entfernen können, lernen durch die Anwendung eines Schluckmanövers, wie sie mit den Retentionen umgehen können.

Logemann (1995) führt folgende Schlucktechniken an:

- ■   Supraglottisches Schlucken
- ■   Supersupraglottisches Schlucken

prae- und postdeglutitiver Aspiration notwendig (Nusser-Müller-Busch, 1994; Schlach, 1994).

Die kombinierte Schlucktechnik wird in Teil V anhand des Fallbeispieles (vgl. V/4.3) erläutert werden.

V FALLBEISPIEL

1 Ärztliche Diagnose

- Z. n. OP eines Glomus Jugulare Tumors links mit bereits vorbestehenden Paresen des Nervus vagus (recurrens) links
- postoperativ rezidivierende eitrige Aspirationspneumonien über drei Monate
- Anlage eines plastischen Tracheostomas (zwei Monate nach der OP)
- Cyplast-Injektionen in die linke Stimmlippe (ein viertel und ein halbes Jahr nach der OP)
- Zustand nach OP eines Glomus Caroticum Tumors links und einer cricopharyngealen Myotomie (ein halbes Jahr nach der ersten OP)
- Glomus Tumor am Canalis nervi hypoglossi rechts mit extracraniellem Wachstum In situ (nicht operiert)

Erläuterung der ärztlichen Diagnose:

Die Patientin hatte insgesamt drei Tumoren, von denen zwei operiert und einer belassen wurde. Daher sind regelmäßige Kontrollen (Kernspintomografie) erforderlich.

Eine Parese des Nervus vagus (recurrens) links bestand bereits vor der Operation. Die Patientin berichtet, sie habe sich häufiger als früher verschluckt, jedoch keine bronchialen oder pulmonalen Probleme gehabt.

Durch die Operation des Glomus Jugulare Tumors links erlitt sie eine schwere neurogene Dysphagie, weil es zu einer weiteren peripheren Schädigung der am Schlucken beteiligten Hirnnerven *N. vagus (X) und N. glossopharyngeus (IX)* gekommen war.

Die Folge waren rezidivierende intensiv-therapiepflichtige Aspirationspneumonien. Da die Symptomatik keine Besserung zeigte, wurde ein *plastisches Tracheostoma* angelegt und die Patientin mit einer *geblockten Trachealkanüle* versorgt.

Im weiteren Verlauf wurde versucht, die bestehende *Kehlkopfparese links* durch Cyplast-Injektionen (vgl. IV/1.1) in die linke Stimmlippe zu behandeln. Die Stimmqualität (bestehende Aphonie) konnte dadurch verbessert werden.

Ein halbes Jahr nach der ersten Operation wurde der zweite Tumor (Glomus Caroticum links) entfernt. Während dieser Operation wurde eine cricopharyngeale Myotomie (vgl. IV/1.1) zur Behandlung der Schluckstörung durchgeführt. Nach Angaben der Patientin hatte sich die Schluckstörung nach der Myotomie nicht nennenswert gebessert.

2 Persönliche Daten der Patientin

Frau S. war zu Therapiebeginn 58 Jahre alt. Sie ist verheiratet und hat zwei erwachsene Töchter. Vor ihrer Erkrankung war sie als Sekretärin tätig. Sie ist früh berentet, half aber noch zeitweise in der Rechtsanwaltskanzlei ihres Mannes aus. Sie hatte eine pflegebedürftige Mutter, die sie damals täglich betreute. Da sie in Flensburg lebt, war der Aufenthalt in München mit zeitlichem und organisatorischem Aufwand verbunden. Während der Klinikaufenthalte in München war es ihrer Familie nicht möglich, sie zu besuchen.

3 Diagnostik

Der schlucktherapeutischen Behandlung ging eine dreigeteilte umfangreiche Diagnostik voraus, die aus der klinischen Schluckuntersuchung, der HNO-ärztlichen Untersuchung der senso-motorischen Funktionen von Mund, Rachen und Kehlkopf und der dynamischen Aufzeichnung des oro-pharyngo-ösophagealen Schluckaktes bestand.

3.1 Klinische Schluckuntersuchung

Die klinische Schluckuntersuchung bestand aus der sorgfältigen Anamnese, der Überprüfung der am Schlucken beteiligten Organe und der direkten Schluckbeobachtung.

3.1.1 Anamnese

Ihr erster stationärer Aufenthalt im Neurologischen Krankenhaus München begann knapp *zwei Jahre* nach Beginn der Schluckstörung. In Flensburg hatte Frau S. einmal die Woche ambulante Dysarthrictherapie erhalten. Die behandelnde Logopädin schlug Frau S. vor, sich zur Schlucktherapie in München anzumelden.

Problembeschreibung aus Sicht der Patientin

Frau S. wechselte nach den Mahlzeiten die geblockte Kanüle gegen eine Sprechkanüle aus. Beim Sprechen drückte sie die Kanüle mit Zeigefinger und Mittelfinger leicht an ihren Hals, da sie das Gefühl hatte, so besser phonieren zu können.

Mit ihrer Stimme sei sie noch nicht zufrieden. Sie sei zwar längst nicht mehr so heiser wie zu Beginn der Erkrankung, die Stimme sei ihr jedoch noch zu leise und zu rau. Sie habe eine hellere, weiblichere Stimme gehabt. Früher sei sie sehr häufig auf gesellschaftlichen Ereignissen gewesen, da der Beruf ihres Mannes das erfordere. Inzwischen traue sie sich eigentlich gar nicht mehr dorthin, zumal das Sprechen sie sehr anstrenge und sie außerdem nichts essen könne.

Beim Essen trage sie eine geblockte Kanüle. Da während des Essens Nahrungsreste um die Kanüle herum austreten, esse sie allein im Unterhemd, mit dem Absauger neben sich. Sie benötige sehr lange (über eine Stunde) und müsse hinterher Nahrungspartikel absaugen, abwaschen, die Kleidung wechseln etc. Essen mache ihr eigentlich keine Freude mehr, da es sehr umständlich und einsam geworden sei.

Die Umgebungshaut des Tracheostomas sei ständig gerötet. Sie müsse immer ein Halstuch tragen. Sie sehne sich nach einem normalen Leben.

Sie sei zwar nicht mit ihrer Lebenssituation zufrieden, doch sie versuche sich damit abzufinden. Sie halte es für wenig aussichtsreich, jetzt noch mit einer Schlucktherapie zu beginnen, nachdem ihre Schluckstörung sich in den letzten zwei Jahren nicht zufrieden stellend verändert habe. Sie habe wenig Hoffnung, dass sich ihre Situation nach so langer Zeit noch verbessern lasse. Sie sei ihrer Familie zuliebe gekommen. Sie wünsche sich, die Kanüle los zu werden und wieder in Gesellschaft essen zu können.

3.1.2 Überprüfung der am Schlucken beteiligten Organe

Meine klinische Untersuchung der am Schlucken beteiligten Organe ergab folgenden Befund:

- unauffällige Beweglichkeit der oro-fazialen Muskulatur
- normale Kieferbeweglichkeit
- Zungenatrophie rechts
- reduzierte Zungenmotilität und -kraft
- verminderte Sensibilität von Zungengrund und Pharynx
- raue, feuchte, gurgelnde Stimmqualität

- reduzierte Lautstärken- und Tonhöhenvariabilität
- keine artikulatorische Einschränkung (Dysarthrie) mehr

3.1.3 Direkte Schluckbeobachtung

3.1.3.1 Ernährungsweise

Frau S. trug seit einem Jahr eine Sprechkanüle, die sie zu den Mahlzeiten gegen eine geblockte Kanüle austauschte. Auf diese Weise ernährte sie sich seit über einem Jahr voll oral und benötigte keine künstliche Ernährung mehr. Die PEG war gezogen worden.
Den mehrmals täglichen Kanülenwechsel führte sie selbst durch.

3.1.3.2 Schluckversuche / Schluckbeobachtung

Ich beobachtete die Patientin während des Essens. Sie hatte ihre geblockte Trachealkanüle eingesetzt:

Während des Schluckens zeigte sich eine *eingeschränkte Elevation des Kehlkopfes*.

Sie hustete *während* und *nach* den Schlucken (bei geblockter Kanüle).

Sie musste z. T. *Nahrungsreste ausspucken*.

Unterhalb des Tracheostomas waren große Mengen an Nahrungsresten zu sehen, die von ihr abgesaugt wurden. Das Tracheostoma war stark gerötet.

Die Stimmqualität nach dem Schlucken konnte aufgrund der geblockten Kanüle nicht beurteilt werden.

3.2 Untersuchung der senso-motorischen Funktionen von Mund, Rachen und Kehlkopf

Die Untersuchung der senso-motorischen Funktionen von Mund, Rachen und Kehlkopf wurde bei eingesetzter Sprechkanüle von Frau Dr. Schröter-Morasch durchgeführt und ergab:

- Hypoglossusparese rechts
- Kehlkopfparese links mit Stellung zwischen intermediär und paramedian bei Z. n. Collagenimplantation der Stimmlippen, Glottisschluss jedoch vollständig
- *Erhebliche Speichelansammlung mit Aufstau* über der Glottisebene und *Überlauf in die Trachea*; dabei kein Hustenreflex, willkürliches Abhusten und Entfernen des Speichels war gut möglich

3.3 Dynamische Aufzeichnung des oro-pharyngo-ösophagealen Schluckaktes

Die dynamische Aufzeichnung des oro-pharyngo-ösophagealen Schluckaktes (Videografie) durch Frau Dr. Wuttge-Hannig ergab eine schwere neurogene Schluckstörung mit *postdeglutitiver Aspiration Grad III-IV* (vgl. II/6). Es lag eine verminderte Larynx-Cranial-Bewegung vor, wodurch der obere Ösophagussphinkter nur kurzzeitig aufgeweitet wurde. Die Pharynxperistaltik war vermindert. Es bestand der Verdacht auf eine refluxassoziierte Motilitätsstörung des Ösophagus. Eine gute orale Boluskontrolle sowie eine gute Triggerung des Schluckreflexes waren gegeben. Die Untersuchung konnte nur mit geblockter Trachealkanüle durchgeführt werden.

4 Funktionelle Schlucktherapie

Aus den diagnostischen Ergebnissen resultierten folgende Behandlungsziele:

4.1 Therapieziele

Die *orale Nahrungsaufnahme bei entblockter Trachealkanüle* (Sprechkanüle) und die *Entwöhnung von der Trachealkanüle* und damit den *Tracheostomaverschluss* zu erreichen, war das vorrangigste Ziel. Dies bezog folgende Therapieinhalte mit ein:

- Restitution der Zungenfunktion
- Verbesserung der Larynxelevation und damit auch der Öffnung des oÖS
- Aktivierung der Pharynxkontraktionen
- Erarbeitung einer effektiven Schlucktechnik

4.2 Kausale Methoden

Die kausalen Therapiemethoden beinhalteten:

- Übungen zur Verbesserung der Zungenmotilität (z. B. Zungenseitwärtsbewegungen, schnelle Wechselbewegungen, Zungenschüsselbildung u. a.)
- Zungenkräftigungsübungen (z. B. Widerstand bei der Zungenrückwärtsbewegung, bei der Zungenrückenanhebung), um die Bolusaufladung und den oropharyngealen Anschluckdruck (vgl. II/2.1.2) zu erhöhen
- Training der Larynxelevation und -ventralisation (Artikulationsübungen, Phonationsübungen in Falsettstimme, Gleittonübungen u.a.), um den hypopharyngealen Druck zu erhöhen und die Dehnung des oÖS zu erreichen

- Übungen zur indirekten Aktivierung pharyngealer Kontraktionen (modifiziertes Valsalva-Manöver, Sprechen des Wortes „hok", Singen hoher Töne, Saugübungen) für einen verbesserten pharyngealen Bolustransport

4.3 Kompensatorische Methoden

Um sich ohne die geblockte Kanüle ernähren zu können, war es notwendig, dass Frau S. für aspirationsfreies Schlucken eine Schlucktechnik (vgl. IV/5.3.2) erlernte. Diese kompensatorischen Methoden beinhalteten in ihrem Fall eine Kombination aus supraglottischem Schlucken, Mendelsohn Manöver, Reinigungstechniken und Haltungsänderungen. Sie benötigte also eine sehr aufwendige und umfangreiche Schlucktechnik. Diese zu erlernen erforderte sehr viel Konzentration, Ausdauer und Geduld.

Das *supraglottische Schlucken* diente dazu, die laryngeale Adduktion beim Schlucken zu intensivieren, um die unteren Luftwege zu schützen. Sie hielt während des Schluckens die Luft an und hustete im Anschluss an das Schlucken, ohne dazwischen zu atmen.

Das *Mendelsohn Manöver* sollte helfen, den oro- und hypopharyngealen Druck zu erhöhen und den oÖS passiv aufzudehnen (vgl. IV/5.3.2). Frau S. ertastete die Anhebung ihres Kehlkopfes während des Schluckens und versuchte, die Kehlkopfhebung zu verlängern, indem sie den Zungenrücken kräftig gegen den Gaumen presste.

Um pharyngeale Retentionen nicht nur „hochzuhusten" (supraglottisches Schlucken), sondern sie auch vollständig zu entfernen (Reinigungsmechanismen), waren mehrere Schlucke (Nachschlucke) nötig. Für den ersten Schluck („Hauptschluck") drehte Frau S. den Kopf zur linken Seite, als nächstes nach rechts („1. Nachschluck") und wieder zur Mitte zurück („2. Nachschluck"). Um z. B. einen Teelöffel Joghurt zu schlucken, musste sie drei Mal in verschiedenen Kopfhaltungen schlucken, um alle Retentionen vollständig entfernen zu können. Der Vorteil der *Haltungsänderungen* bestand in ihrem Fall darin, dass der Bolustransport über eine Pharynxhälfte erfolgte und die pharyngealen Retentionen durch die Drehung zur anderen Seite entfernt werden konnten.

Nachdem sie bei „Trockenschlucken" in der Durchführung sicher geworden war, konnten die *Schluckversuche* mit Sprechkanüle, also ohne Blockung, beginnen. Dabei kostete es Frau S. zunächst Überwindung, auf die geblockte Kanüle zu verzichten, da die Blockung ihr trotz aller Nachteile doch ein großes Sicherheitsgefühl („es kann nichts in die Lunge gehen") gegeben hatte.

Die Nahrungsauswahl für die Schluckversuche erfolgte nach *diätetischen Kriterien*: Götterspeise war bezüglich des reduzierten pharyngealen Tonus und aus sicherheitstechnischen Gründen (gelatinehaltige Speisen lösen sich in der Lunge besser auf) günstig. Nach einigen erfolgreichen Schluckversuchen – Frau S. fühlte sich inzwischen sicherer – konnte die Zusammensetzung der Nahrung, unter Berücksichtigung ihrer geschmacklichen Vorlieben, modifiziert werden.

Für *erfolgreiches Outcome* der Therapie spielen nicht allein die therapeutischen Verfahren eine wichtige Rolle, sondern auch die persönliche Motivation. Die Lebensumstände des Patienten sollten berücksichtigt werden. In diesem Fall musste die Therapie in *Intervallen* stattfinden, weil ihr Ehemann an Krebs erkrankt war. Sie blieb im Durchschnitt vier Wochen, kehrte dann nach Hause zurück, um dort mit ihrem speziell auf sie zugeschnittenen Übungsrepertoire fortzufahren und ihre Schlucktechnik weiter anzuwenden und zu trainieren.

Die diagnostischen Verfahren wurden wiederholt und mit den Eingangsbefunden verglichen.

5 Verlaufskontrolle

Die Kontrolluntersuchung der **senso-motorischen Funktionen von Mund-Rachen und Kehlkopf** zeigte eine deutliche Verbesserung:
- deutlich weniger Speichelretentionen in den Sinus piriformes
- kein Speichelüberlauf in die Trachea

- keine Penetration
- Glottis ausreichend weit (wichtig für einen Tracheostoma-Verschluss)

Schluckproben mit weichen Kartoffeln (mit Soße vermischt) ergaben unter endoskopischer Kontrolle: Retentionen in den Valleculae und Sini piriformes. Frau S. konnte die Retentionen unter Anwendung ihrer Schlucktechnik (Mendelsohn Manöver, supraglottisches Schlucken, Kopfdrehungen nach links und rechts) jedoch gut entfernen. Das Resultat: *Keine Aspiration.*

Die **dynamische Aufzeichnung des oro-pharyngo-ösophagealen Schluckaktes** ergab ebenfalls eine deutliche Befundverbesserung:

- etwas schwache Pharynxperistaltik
- Schlucken mit geblockter Trachealkanüle (Schlucktechnik nur eingeschränkt möglich) führte intermittierend zur postdeglutitiven Aspiration Grad II. Kein Unterschied zwischen flüssigem und breiigem Bolus
- Schluckversuche mit *entblockter* Kanüle und Kompensationstechnik waren *aspirationsfrei.* Suffiziente Pharynxentleerung durch die Kopfdrehung zuerst nach links, dann nach rechts mit jeweils einem Schluck. Die Öffnung des oÖS war zeitgerecht und komplett

6 Weiterer Therapieverlauf

Nach diesen hoffnungsvollen Ergebnissen war Frau S. ermutigt, schrittweise immer mehr auf die geblockte Kanüle zu verzichten und stattdessen die Sprechkanüle zu den Mahlzeiten zu verwenden. Unter sorgfältiger Einhaltung der Schlucktechnik konnte sie sich nach weiteren vier Wochen komplikationslos ohne geblockte Kanüle ernähren.

Dabei war die Beachtung diätetischer Kriterien weiterhin notwendig: Keine krümeligen Speisen, weiche Konsistenz, Getränke ohne Kohlensäure.

Im weiteren Behandlungsverlauf konnte die Sprechkanüle abgestöpselt werden und, als letzter Schritt vor der Dekanülierung und dem Abkleben des Tracheostomas, die Anpassung eines Trachealstents (Platzhalters) erfolgen.

Da die Patientin sich noch nicht sicher fühlte, vergingen bis zum Tracheostomaverschluss – auch aus privaten Gründen – noch weitere fünf Monate.

7 Dysphagie-Abschlussbefund

Der Abschlussbefund ergab Folgendes:

- noch bestehende Zungenatrophie rechts mit verminderter Zungenkraft rechts bei guter Zungenmotilität beidseits
- gute Stimmqualität (keine klinischen Aspirationszeichen für Speichel) bei bestehender Kehlkopfparese links
- weiteres Procedere: Das konsequente Einhalten der Schlucktechnik ist leider weiterhin erforderlich, da intermittierend noch Aspirationen von breiiger und dünnflüssiger Konsistenz auftreten. Die Beachtung diätetischer Kriterien sowie die Begrenzung der Bolusgröße ist notwendig

8 Zusammenfassung

Die Schluckstörung bestand zu Behandlungsbeginn bereits seit zwei Jahren. Die funktionelle Schlucktherapie wurde in fünf Intervallen (im Schnitt fünf Wochen) über eineinhalb Jahre durchgeführt, bis die Patientin sich ohne die geblockte Kanüle oral ernähren konnte, sie dekanüliert und das Tracheostoma operativ verschlossen wurde.

Frau S. hatte die Anwendung ihrer Schlucktechnik sehr ausdauernd geübt. Verschlucken kam vor, wenn sie die Schlucktechnik durch eine Ablenkung vernachlässigte. Obwohl sie eine sehr auffällige Schlucktechnik benötigte, die zum einen geräuschvoll war (durch das willentliche Husten) und zum anderen durch die Kopfdrehungen Aufsehen erregte, gelang es ihr dennoch, auch in der Öffentlichkeit das Essen zu genießen.

DANKSAGUNG

Ich möchte an dieser Stelle zunächst einmal allen danken, die mir bei der Erstellung dieses Buches eine Hilfe waren.

Mein herzlicher Dank gilt besonders den Patienten, die mir in der gemeinsamen Arbeit zahlreiche Anregungen gaben und wichtige Einsichten vermittelten. Auch für ihre Mitwirkung beim Fotografieren und für die Erlaubnis, diese Fotos zu veröffentlichen danke ich. Herrn Dr. Prosiegel gilt mein großer Dank für seine fachliche Unterstützung.

Auch mein privates Umfeld stand mir unterstützend zur Seite. Dafür danke ich vor allem Wolfgang Rietschel, Silvia Brügel, Franz Brügel und Uwe Herbst.

LITERATURVERZEICHNIS

Armstrong, W. B. & Netterville, J. L. (1995). Anatomy of the larynx, trachea and bronchi. Otolaryngologic Clinics of North America, Vol. 28 , No. 4 , 685-699.

Aulmann, J. (1997). Absaugen von Patienten und Pflege eines Tracheostomas auf der Normalstation: Aufklärung kann die Angst mildern. Pflegezeitschrift, 10, 580-584.

Avery-Smith, W. (1992). Management of neurologic disorders: the first feeding session. In M. E. Groher (Ed.), Dysphagia diagnosis and management. (pp. 219-236). 2nd ed. Butterworth-Heinemann.

Baredes, S., Blitzer, A., Krespi, Y. P. & Logemann, J. A. (1992). Swallowing disorders and aspiration. In A. Blitzer, M. F. Brin, C. T. Sasaki, S. Fahn, & K. S. Harris (Eds.), Neurologic disorders of the larynx. (pp. 201-214). New York: Thieme.

Bartolome, G. (1993a). Die Funktionelle Therapie neurologisch bedingter Schluckstörungen. In G. Bartolome et al. (Hrsg.), Diagnostik und Therapie neurologisch bedingter Schluckstörungen (S. 119-187). Stuttgart Jena New York: Gustav Fischer Verlag.

Bartolome, G. (1993b). Pathophysiologische Auffälligkeiten während der klinischen Schluckbeobachtung. In G. Bartolome et al. (Hrsg.), Diagnostik und Therapie neurologisch bedingter Schluckstörungen (S. 109-117). Stuttgart Jena New York: Gustav Fischer Verlag.

Bartolome, G. (1999a). Klinische Eingangsuntersuchung bei Schluckstörungen. In G. Bartolome et al. (Hrsg.), Schluckstörungen Diagnostik und Therapie. (S.141-155). München Jena: Urban & Fischer.

Bartolome, G. (1999b). Grundlagen der Funktionellen Dysphagietherapie. In G. Bartolome et al. (Hrsg.), Schluckstörungen Diagnostik und Therapie. (S.179-277). München Jena: Urban & Fischer.

Bartolome, G. (1999c). Funktionelle Dysphagietherapie bei speziellen neurologischen Erkrankungen. In G. Bartolome et al. (Hrsg.), Schluckstörungen Diagnostik und Therapie. (S. 278-296). München Jena: Urban & Fischer.

Bartolome, G. (1999d). Physiologie des Schluckvorganges. Sprache Stimme Gehör, 23, 3-6.

Bartolome, G. & Neumann, S. (1993c). Swallowing therapy in patients with neurological disorders causing cricopharyngeal dysfunction. Dysphagia, 8, 146-149.

Bass, N. H. & Morrell, R. M. (1992). The neurology of swallowing. In M. E. Groher (Ed.), Dysphagia diagnosis and management. (pp. 1-30). 2nd ed. Butterworth-Heinemann.

Berghaus, A., Handrock, M. & Matthias, R. (1984). Unser Konzept bei Anlage und Wiederverschluß eines Tracheostoma. HNO, 32, 217-220.

Berghaus, A. (1996). Trachea. In A. Berghaus, G. Rettinger & G. Böhme (Hrsg.), Hals-Nasen-Ohrenheilkunde. (S. 560-576). Stuttgart: Hippokrates Verlag.

Betts, R. H. (1965). Posttracheostomy aspiration. N Engl J Med, 273, 155.

Boenninghaus, H.-G. (1993). Hals-Nasen-Ohrenheilkunde für Medizinstudenten. Berlin Heidelberg New York: Springer-Verlag.

Bonnano, P. C. (1971). Swallowing dysfunction after tracheostomy. Annales of Surgery, 174, 29-33.

Brüssel, T. (1995). Intubation versus Tracheotomie bei Langzeitbeatmung. Anästhesiol. Intensivmed. Notfallmed. Schmerzther., 30, 504-506.

Buchholz, D. W. & Prosiegel, M. (1999). Neurologisch bedingte Schluckstörungen. In G. Bartolome et al. (Hrsg.), Schluckstörungen Diagnostik und Therapie. (S. 39-50). München Jena: Urban & Fischer.

Buck, M., Beckers, D. & Adler, S. (1993). PNF in der Praxis. Heidelberg New York: Springer Verlag.

Buckley, J., Addicks, C. & Maniglia, S. (1976). Feeding patients with dysphagia. Nursing Forum, 15, 16-22.

Byrick, R. J. (1993). Improved communication with the passy-muir valve: the aim of technology and the result of training. Critical Care Medicine, 21, 483-484.

Castillo Morales, R. (1991). Die Orofaziale Regulationstherapie. München: Pflaum Verlag.

Cameron, J., Reynolds, J. & Zuidema, G. (1973). Aspiration in patients with tracheostomies. Surg Gyn Obstet, 136, 68-70.

Coombes, K. (1994). Von der Ernährungssonde zum Essen am Tisch -Aspekte der Problematik, Richtlinien für die Behandlung. In P. Davies (Hrsg.), Starting again. (S.137-151). Berlin Heidelberg New York: Springer-Verlag.

Cooper, M. H. (1992). Anatomy of the larynx. In A. Blitzer, M. F. Brin, C. T. Sasaki, S. Fahn & K. S. Harris (Eds.), Neurologic disorders of the larynx. (pp. 3-11). New York: Thieme.

Cote, D. N. & Miller, R. H. (1995). The association of gastroesophageal reflux and otolaryngologic disorders. Compr. Ther., 21, 80-84.

Cunningham, E. T. & Sawchenko, P. E. (1990). Central neural control of esophageal motility: a review. Dysphagia, 5, 35-51.

Curran, J. & Groher, M. E. (1990). Development and dissemination of an aspiration risk reduction diet. Dysphagia, 5, 6-12.

Davies, P. M. (1992). Hemiplegie. Anleitung zu einer umfassenden Behandlung von Patienten mit Hemiplegie. Basierend auf dem Konzept von K. und B. Bobath. Berlin Heidelberg New York Tokyo: Springer-Verlag.

Davis, J., Lazarus, C., Logemann, J. & Hurst, P. (1987). Effect of maxillary glossectomy prothesis on articulation and swallowing. J Prosthet Dent, 57, 715-719.

Deitmer, Th. (1984). Aerodynamische Wirkung von Tracheal-Sprechkanülen. Laryng. Rhinol. Otol., 63, 640-643.

Dettelbach, M. A., Gross, R. D., Mahlmann, J. & Eibling, D. E. (1995). Effect of the passy-muir valve on aspiration in patients with tracheostomy. Head & Neck, 17, 297-302.

DeVita, M. A., Spierer-Rundback, L. (1990). Swallowing disorders in patients with prolonged orotracheal intubation or tracheostomy tubes. Critical Care Medicine, Vol. 18, No. 12, 1328-1330.

Dodds, W. J. (1989). The physiology of swallowing. Dysphagia, 3, 171-178.

Dodds, W. J., Stewart, E. T. & Logemann, J. A. (1990). Physiology and radiology of the normal oral and pharyngeal phases of swallowing. AJR, 154, 953-963.

Eibling, D. E. & Gross, R. D. (1996). Subglottic air pressure: A key component of swallowing efficiency. Ann Otol Rhinol Laryngol, vol. 105, 4.

Ekberg, O. & Olsson, R. (1985). The pharyngoeophageal segment: functional disorders. Diseases of the Esophagus, 8, 252-256.

Ekberg, O. (1992). Radiologic evaluation of swallowing. In M. E. Groher (Ed.), Dysphagia diagnosis and management. (pp. 163-196). Boston London Oxford Singapore Sydney Toronto Wellington: 2nd ed. Butterworth-Heinemann.

Eliachar, I. & Nguyen, D. (1989). Laryngotracheal stent for internal support and control of aspiration without loss of phonation. Otolaryngology Head and Neck Surgery, Vol. 103, No. 5, 837-840.

Feldman, S. A., Deal, C. W. & Urquhart, W. (1966). Disturbance of swallowing after tracheotomy. Lancet, 1, 954-955.

Feussner, H., Allescher, H. D., Bartolome, G., Hannig, C., Herzog, M., Kau, R., Lorenz, R., Prosiegel, M. & Schröter-Morasch, H. (1993). Wenn der Bissen nicht mehr rutscht. Münch. med. Wschr 135, Nr. 42, 14-19.

Fleming, S. M. (1992). Treatment of mechanical swallowing disorders. In M. E. Groher (Ed.), Dysphagia diagnosis and management. (pp. 237-254). 2nd ed. Butterworth-Heinemann.

Fujiu, M., Toleikis, J. R., Logemann, J. A. & Larson, C. R. (1994). Glossopharyngeal evoked potentials in normal subjects following mechanical stimulation of the anterior faucial pillar. Electroencephalog Clin Neurophysiol, 92, 183-195.

Groher, M. E. & Bukatman, R. (1986). The prevalence of swallowing disorders in two teaching hospitals. Dysphagia, 1, 3-6.

Gross, R. D., Dettelbach, M. A., Zajac, D. J. & Eibling, D. E. (1994). Measure of subglottic air pressure during swallowing in a patient with tracheostomy. Research Forum Abstract, American Academy of Otolaryngology-Head and Neck Surgery, San Diego, California.

Gross, R. D., Mahlmann, J. E. & Grayhack, J. P. (1997). Physiologic effects of tracheostomy tube occlusion on the pharyngeal swallow. Otolaryngol Head Neck Surg, 117:102.

Gilbert, R. W., McIlwain, J. C., Bryce, D. P. & Ross, I. R. (1987). Management of patients with long-term tracheotomies and aspiration. Ann. Otol. Rhinol. Laryngol., 96, 561-564.

Hamdy, S., Rothwell, J. C., Brooks, D. J., Bailey, D., Aziz, Q. & Thompson,

D. G. *(1999). Identification of the Cerebral Loci Processing Human Swallowing with H2 15 O PET Activation. J. Neurophysiol, 81, 1917-1926.*

Hannig, C., Wuttge-Hannig, A., Hörmann, M. & Herrmann, F. *(1989). Kinematographische Untersuchung des Pathomechanismus der Aspirationspneumonie. Fortschr. Röntgenstr. 150, 3, 260-267.*

Hannig, C. & Wuttge-Hannig, A. *(1993). Radiologische Diagnostik und Therapiekontrolle neurologischer Schluckstörungen. In G. Bartolome et al. (Hrsg.), <u>Diagnostik und Therapie neurologisch bedingter Schluckstörungen</u> (S. 45-71). Stuttgart Jena New York: Gustav Fischer Verlag.*

Hannig, Ch. & Wuttge-Hannig, A. *(1999). Radiologische Diagnostik der Schluckfunktion. In G. Bartolome et al. (Hrsg.), <u>Schluckstörungen Diagnostik und Therapie</u>. (S. 65-110). München Jena: Urban & Fischer.*

Herberhold, C. *(1995). Fehlbildungen der Trachea, des Bronchialsystems und des Mediastinums. In C. Herberhold (Hrsg.), <u>Oto-Rhino-Laryngologie in Klinik und Praxis Band 3 Hals</u> (S. 463-467). Stuttgart New York: Georg Thieme Verlag.*

Horner, J., Buoyer, F. G., Alberts, M. J. & Helms, M. J. *(1991). Dysphagia following brain-stem stroke: clinical correlates and outcome. <u>Arch Neurol, 48</u>, 1170-1173.*

Hulka, G. F. & Pillsbury, H. C. *(1992). Surgical intervention in dysphagia. In M. E. Groher (Ed.), <u>Dysphagia diagnosis and management</u>. (pp. 293-312). 2nd ed. Butterworth-Heinemann.*

Jahnke, V. *(1990). Klinik der pharyngoösophagealen Dysphagien aus Hals-Nasen-Ohren-ärztlicher Sicht. <u>Archives of Oto-Rhino-Laryngology, Suppl. 1990/I</u>, 34-50.*

Jean, A. *(1984). Control of the central swallowing programm by inputs from the peripheral receptors: A review. J Auton Nerv Syst, 10, 225-233.*

Johnson, E. R., McKenzie, S. W., & Sievers, A. *(1993). Aspiration pneumonia in stroke. <u>Arch. Phys. Med. Rehabil., 74</u>, 973-976.*

Kabat, H. & Knott, M. *(1953). Proprioceptive facilitation techniques for treatment of paralysis. <u>Phys. Ther. Rev., 33</u>: 53.*

Kahrilas, P. J. & Logemann, J. A. *(1993). Volume accommodation during Swallowing. <u>Dysphagia, 9, 259-265</u>.*

Knöbber, D. F. *(1991). <u>Der tracheotomierte Patient</u>. Berlin Heidelberg New York: Springer-Verlag.*

Lang, I. M. & Shaker, R. *(1994). An update on the physiology of the components of the upper esophageal sphincter. <u>Dysphagia, 9</u>, 229-232.*

Lazarus, C., Logemann, J. A. & Gibbons, P. *(1993). Effects of maneuvers on swallowing function in a dysphagic oral cancer patient. <u>Head Neck, 15</u>, 419-424.*

Leder, S. B. *(1994). Perceptual rankings of speech quality produced with one-way tracheostomy speaking valves. <u>Journal of Speech and Hearing Research, Vol. 37</u>, 1308-1312.*

Leder, S. B., Tarro, J. M. & Burrell, M. I. (1996). Effect of occlusion of a tracheostomy tube on aspiration. Dysphagia, 11, 254-258.
Levine, S. P., Koester, D. J. & Kett, R. L. (1987). Independently activated talking tracheostomy systems for quadriplegic patients. Archives of Physical Medicine and Rehabilitation, 68, 571-573.
Lierse, W. (1990). Zur funktionellen Anatomie von Pharynx, Ösophagus und Trachea beim Erwachsenen und Neugeborenen. Archives of Oto-Rhino-Laryngology, Suppl. 1990/I, 1-8.
Lichtman, S. W., Birnbaum, I. L., Sanfilippo, M. R., Pellicone, J. T., Damon, W. J. & King, M. L. (1995). Effect of a tracheostomy speaking valve on secretions, arterial oxygenation, and olfaction: a quantitative evaluation. Journal of Speech and Hearing Research, Vol. 38, 549-555.
Liebermann-Meffert, D. (1985). The pharyngoesophageal segment: anatomy and innervation. Diseases of the Esophagus, 8, 242-251.
Light, R. W., Aten, J. L., Fischer, C. & Chiang, J. T. (1989). Decannulation procedures for patients with chronic tracheostomies. Chest, Vol. 96, 257.
Lipp, B. & Schlaegel, W. (1997). Das Tracheostoma in der neurologischen Frührehabilitation. Forum Logopädie, Heft 2 : 8-11.
Logemann, J. A. (1983). Evaluation and treatment of swallowing disorders. Austin: Pro-Ed.
Logemann, J. A. (1985). Aspiration in head and neck surgical patients. Ann Otol Rhinol Laryngol, 94, 373-376.
Logemann, J. A. (1988). Swallowing physiology and pathophysiology. Otolaryngologic Clinics of North America, 21, 4:613-623.
Logemann, J. A. (1990). Effects of aging on the swallowing mechanism. In G. Sison & H. Pelzer (eds.), Head and neck diseases in the elderly, (pp. 1045-1056). The Otolaryngologic Clinics of North America. Philadelphia: Saunders.
Logemann, J. A. (1994). Multidisciplinary management of dysphagia. Acta oto-rhino-laryngologica belg., 48, 235-238.
Logemann, J. A. (1995). Dysphagia: evaluation and treatment. Folia Phoniatr Logop., 47, 140-104.
Logemann, J. A. (1997). Role of the modified barium swallow in management of patients with dysphagia. Otolaryngol Head Neck Surg, 116, 335-338.
Logemann, J. A. (1997). Swallowing disorders: Diagnosis and treatment strategies. Handout, Workshop: Städtisches Krankenhaus München-Bogenhausen.
Logemann, J., Kahrilas, P., Hurst, P., Davis, J. & Krugler, C. (1989). Effects of intraoral prothetics on swallowing in oral cancer patients. Dysphagia, 4, 118-120.
Logemann, J. A. & Kahrilas, P. J. (1990). Relearning to swallow post CVA. Application of maneuvers and indirect biofeedback: a case study. Neurology, 40, 1136-1138.

Logemann, J. A., Pepe, J. & Mackay, L. E. *(1994).* Disorders of nutrition and swallowing: intervention strategies in the trauma center. Journal of Head Trauma Rehabilitation, 9, 43-56.
Logemann, J. A., Veis, S. & Colangelo, L. *(1999).* A screening procedure for oropharyngeal dysphagia. Dysphagia, 14, 44-51.
Lohstroh, I. *(1997).* Mit Kanüle nach Hause. Was eine Tracheotomie so mit sich bringt. Wachkoma, 2, 20-21.
Manzano, J. L., Lubillo, S., Henriquez, D., Martin, J. C., Perez, M.C. & Wilsons, D. J. *(1993).* Verbal communication of ventilator-dependent patients. Critical Care Medicine, 21, 512-517.
Martin, B. J. W., Logemann, J. A., Shaker, R. & Dodds, W. J. *(1993).* Normal laryngeal valving patterns during three breath-hold maneuvers: a pilot investigation. Dysphagia, 8, 11-20.
McConnel, F. M. S., Cerenko, D. & Mendelsohn, M. S. *(1988).* Manofluorographic Analysis of Swallowing. Otolaryngologic Clinics of North America, Vol. 21, No. 4, 625-635.
McConnel, F. M. S., Cerenko, D. & Mendelsohn, M. S. *(1989).* Analyse des Schluckaktes mit Hilfe der Manofluorographie. Extracta otorhinolaryngologica, 11 (4), 165-171.
Meyers, A. D. *(1995).* Editorial.The modified evan's blue dye procedure in the tracheostomized patient. Dysphagia, 10, 175-176.
Miller, A. J. *(1986).* Neurophysiological basis of swallowing. Dysphagia, 1, 91-100.
Miller, A. J. *(1993).* The Search for the central swallowing pathway: the quest for clarity. Dysphagia, 8, 185-194.
Miller, F. R. & Eliachar, J. *(1994).* Managing the aspirating patient. American Journal of Otolaryngology, Vol 15, No. 1, 1-17.
Miller, J. & Watkins, K. *(1996).* The influence of bolus volume and viscosity on anterior lingual force during the oral stage of swallowing. Dysphagia, 11, 117-124.
Morell, R. M. *(1992).* Neurologic disorders of swallowing. In M. E. Groher (Ed.), Dysphagia diagnosis and management. (pp. 31-52). 2nd ed. Butterworth-Heinemann.
Mu, L. & Sanders, I. *(1996).* The innervation of the human upper esophageal sphincter. Dysphagia, 11, 234-238.
Muz, J., Mathog, R. H., Nelson, R. & Jones, L. A. *(1989).* Aspiration in patients with head and neck cancer and tracheostomy. American Journal of Otolaryngology, 10, 282-286.
Muz, J., Hamlet, S., Mathog, R. & Farris, R. *(1994).* Scintigraphic assessment of aspiration in head and neck cancer patients with tracheostomy. Head & Neck, 16, 17-20.
Myers, E. N. & Carrau, R. L. *(1991).* Early complications of tracheotomy. Incidence and management. Clin. Chest Med., 12, 589-595.
Nash, M. *(1988).* Swallowing problems in the tracheotomized patient. Otolaryngologic Clinics of North America, Vol. 21, No. 4, 701-709.

Neumann, S. *(1993a). Swallowing therapy with neurologic patients: results of direct and indirect therapy methods in 66 patients suffering from neurologic disorders.* Dysphagia, 8, 150-153.
Neumann, S. *(1993b). Physiologie des Schluckvorganges. In G. Bartolome et al. (Hrsg.),* Diagnostik und Therapie neurologisch bedingter Schluckstörungen. *(S. 25-36). Stuttgart Jena New York: Gustav Fischer Verlag.*
Neumann, S. *(1999). Physiologie des Schluckvorganges. In G. Bartolome et al. (Hrsg.),* Schluckstörungen Diagnostik und Therapie. *(S. 12-26). München Jena: Urban & Fischer.*
Neumann, S., Bartolome, G., Buchholz, D. & Prosiegel, M. *(1995). Swallowing therapy of neurologic patients: Correlation of outcome with pretreatment variables and therapeutic methods.* Dysphagia, 10, 1-5.
Nusser-Müller-Busch, R. *(1994). Diagnostik und Therapie neurologisch bedingter Schluckstörungen.* Forum Logopädie, 3, 3-10.
Olsson, R., Kjellin, O. & Ekberg, O. *(1996). Videomanometric aspects of pharyngeal constrictor activity.* Dysphagia, 11, 83-86.
Passy, V. *(1986). Passy-Muir tracheostomy speaking valve.* Otolaryngology Head and Neck Surgery, 95, 247-248.
Perlman, A. L. *(1993). Successful treatment of challenging cases.* Clin Com Dis, 3, 37-44.
Portex, Medic-Eschmann GMbH *(1997). Besteck für die Perkutane Tracheotomie. Fortschrittliches Tracheotomie-Management. Informationsbroschüre.*
Pototschnig, C. A. & Thumfart, W. F. *(1995). The pharyngoesophageal segment: Electrophysiologic investigation of pharyngoesophageal function.* Diseases of the Esophagus, 8, 257-261.
Pouderoux, P. & Kahrilas, P. J. *(1995). The pharyngoesophageal segment: Normal structure and function.* Diseases of the Esophagus, 8, 233-241.
Prosiegel, M. *(1993). Anatomie der am Schlucken beteiligten zentralnervösen Strukturen. In G. Bartolome et al. (Hrsg.),* Diagnostik und Therapie neurologisch bedingter Schluckstörungen. *(S. 1-11). Stuttgart Jena New York: Gustav Fischer Verlag.*
Prosiegel, M. *(1994). Diagnose und Therapie neurogener Schluckstörungen. In G. Wolfram & I. Husemeyer (Hrsg.),* Aktuelles aus Klinik und Praxis. *(S. 40-52). Erlangen: Verlag Junge & Sohn.*
Prosiegel, M. *(1999). Sensomotorische Steuerung des Schluckvorganges. In G. Bartolome et al. (Hrsg.),* Schluckstörungen Diagnostik und Therapie. *(S. 27-38). München Jena: Urban & Fischer.*
Prosiegel, M., Scheicher, M. & Wagner-Sonntag, E. *(1996). Neurogene Dysphagien: aktuelle Diagnostik- und therapierelevante Aspekte.* Neurol Rehabil., 4, 218-224.
Prosiegel, M., Wagner-Sonntag, E. & Scheicher, M. *(1997). Neurogene Schluckstörungen.* Akt. Neurologie, 24, 194-203.

Prosiegel, M., Hamdy, S., Kau, R., Hannig, C., Wuttge-Hannig, A., Diesener, P. & Wagner-Sonntag, E. (1999). Neurogene Dysphagien. In K. R. H. von Wild, V. Hömberg (Hrsg.), Das schädelhirnverletzte Kind · Strategien motorischer Rehabilitation · Qualitätssicherung in der Rehabilitation. München Bern Wien New York: W. Zuckschwerdt Verlag, in Druck.

Riemann, J. F. (1990). Das Krankheitsbild der Dysphagie aus internistischer Sicht. Archives of Oto-Rhino-Laryngology, Suppl. 1990/I, 9-23.

Rosenbek, J. C., Robbins, J., Roecker, E. B., Coyle, J. L. & Wood, J. L. (1996a). A penetration-aspiration scale. Dysphagia, 11, 93-98.

Rosenbek, J. C., Roecker, E. B., Wood, J. L. & Robbins, J. (1996b). Thermal application reduces the duration of stage transition in dysphagia after stroke. Dysphagia, 11, 225-233.

Sasaki, C. T., Suzuki, M., Horiuchi, M. & Kirchner, J. A. (1977). The effect of tracheostomy on laryngeal closure reflex. The Laryngoscope, 87, 1428-1433.

Schalch, F. (1994). Schluckstörungen und Gesichtslähmung. 4. überarbeitete Auflage. Stuttgart Jena New York: Gustav Fischer Verlag.

Scheel, v. J. (1986). Anlage und Verschluß eines epithelisierten Tracheostomas. Laryng. Rhinol. Otol., 65, 413-414.

Schilling, V. (1997). Trachea. In G. Grevers (Hrsg.), Klinikleitfaden Hals-Nasen-Ohrenheilkunde (S. 373- 385). Stuttgart Jena Lübeck Ulm: 2. Auflage. Gustav Fischer Verlag.

Schneider, I., Pototschnig, C., Thumfart, W. & Eckel, H. E. (1994). Treatment of dysfunction of the cricopharyngeal muscle with botulinum a toxin: introduction of a new, noninvasive method. Ann Otol Rhinol. Laryngol, 103. 31-35.

Schröter-Morasch, H. (1993). Klinische Untersuchung der am Schlucken beteiligten Organe. In G. Bartolome et al. (Hrsg.), Diagnostik und Therapie neurologisch bedingter Schluckstörungen. (S. 73-98). Stuttgart Jena New York: Gustav Fischer Verlag.

Schröter-Morasch, H. (1999). Medizinische Basisversorgung von Patienten mit Schluckstörungen Trachealkanülen-Sondenernährung. In G. Bartolome et al. (Hrsg.), Schluckstörungen Diagnostik und Therapie. (S. 156-178). München Jena: Urban & Fischer.

Shanahan, T. K., Logemann, J. A., Rademaker, A. W., Pauloski, B. R. & Kahrilas, P. J. (1993). Chin down posture effects on aspiration in dysphagic patients. Arch Phys Med Rehabil, 74, 736-739.

Short, T. P., Patel, N. R. & Thomas, E. (1996). Prevalence of gastroesophageal reflux in patients who develop pneumonia following percutaneous endoscopic gastrostomy: a 24-hour pH monitoring study. Dysphagia, 11, 87-89.

Sonies, B. C. (1993). Remediation challenges in treating dysphagia post head/neck cancer: A problem oriented approach. Clin Commun Disord, 3, 21-26.

Siebens, A. A., Tippett, D. C., Kirby, N. & French, J. (1993). Dysphagia and expiratory air flow. Dysphagia, 8, 266-269.

Spray, S., Zuidema, G. & Cameron, J. (1976). Aspiration pneumonia. Incidence of aspiration with endotracheal tubes. Am J Surg, 131, 701-703.
Sullivan, P. E., Markos, P. D. & Minor, M. A. D. (1985). PNF- Ein Weg zum therapeutischen Üben. Propriozeptive neuromuskuläre Fazilitation: Therapie und klinische Anwendung. Stuttgart: Gustav Fischer Verlag.
Thompson-Henry, S. & Braddock, B. (1995). The modified evan's blue dye procedure fails to detect aspiration in the tracheostomized patient: five case reports. Dysphagia, 10, 172-174.
Tracy, J., Logemann, J., Kahrilas, P., Jacob, P., Kobara, M. & Krugler, C. (1989). Preliminary observations on the effects of age on oropharyngeal deglutition. Dysphagia, 4, 90-94.
Treu, Th. M., Knoch, M., Focke, N. & Schulz, M. (1997). Die perkutane dilatative Tracheotomie als neues Verfahren in der Intensivmedizin. Dtsch. med. Wschr., 122, 599-605.
Tucker, H. M. & Lavertu, P. (1992). Paralysis and paresis of the vocal folds. In A. Blitzer, M. F. Brin, C. T. Sasaki, S. Fahn, & K. S. Harris (Hrsg.), Neurologic disorders of the larynx. (S. 182-189). New York: Thieme.
Walz, M. K., Thürauf, N. & Eigler, F.-W. (1993). Die Punktionstracheotomie beim Intensivpatienten. Technik und Ergebnisse einer minimal-invasiven Methode. Zbl. Chir., 118, 406-411.
Welch, M.W., Logemann, J. A., Rademaker, A. W. & Kahrilas, P. J. (1993). Changes in pharyngeal dimensions effected by chin tuck. Arch Phys Med Rehabil, 74, 178-181.
Werner, G. T. (1993). Möglichkeiten der physikalischen Therapie bei chronischen Atemwegserkrankungen. Medizin ohne Nebenwirkungen, 1, 10-21.
Wheeler, R., Logemann, J. & Rosen, J. (1980). A maxillary reshaping prosthesis: its effectiveness in improving the speech and swallowing of postsurgical oral cancer patients. J Prosthet Dent, 43, 491-495.
Wuttge-Hannig, A. & Hannig, C. (1993). Anatomie des Schluckvorganges. In G. Bartolome et al. (Hrsg.), Diagnostik und Therapie neurologisch bodingter Schluckstörungen (S. 13-23). Stuttgart Jena New York: Gustav Fischer Verlag.

SCHLAGWORTREGISTER

Absaugen 31, 38, 54, 65, 71, 77, 78, 87, 90, 92, 94, 96, 115, 122
Absaugkatheter 74
Adaptation 98
Aditus laryngis 22, 39, 79
Anamnese 29, 109
Aphonie 108
Aryknorpel 103
Aspiration 14, 19ff, 27ff, 32ff, 38ff, 45f, 48, 50f, 54, 57, 60f, 67, 69ff, 75, 78ff, 83ff, 87f, 92, 95f, 99ff, 104f, 107f, 112, 114, 116f, 120ff
   -intradeglutitive 21f, 102
   -klinische Aspirationszeichen 30, 88
   -postdeglutitive 21, 23, 104
   -prädeglutitive 21
   -Schweregradeinteilung 33f
   -Speichel 14
   -stille 14, 28, 33, 102
Aspirat 14, 19ff, 27ff, 32ff, 38ff, 45f, 48, 50f, 54, 57, 60f, 67, 69ff, 75, 78ff, 83ff, 87f, 92, 95f, 99ff, 104f, 107f, 112, 114, 116f, 120ff, 127f
Aspirationsgefahr 14, 57, 60, 81, 87, 95
Aspirationsgrad 45, 79
Aspirationspneumonie 14, 21, 46, 51, 88, 107f, 123
Aspirationsrisiko 29, 32f, 54, 78, 87, 92, 100
Aspirationssymptome, direkte/indirekte 33
Atemnot 31, 39, 43, 45
Atemwege 14f, 18f, 21, 39, 44f, 48, 50f, 55, 57f, 66f, 69, 71, 73, 82, 105
Außenkanüle 60, 63ff

Bedside-Methode 42, 52, 87
Blockung 31, 50, 54f, 57, 59f, 65ff, 71, 75, 79f, 82ff, 89, 93f, 101, 115
Bobath 94, 121
Bolus 17ff, 24f, 34f, 70f, 88, 95, 97f, 100, 103ff, 112ff, 116f, 125
Boluskontrolle 100
Boluspassage 18

Bolusvolumen 17, 34, 103
   -durchschnittliches 17
Botolinustoxin 49f
Bronchialtoilette 38f, 51, 67

Cuff 31, 43, 49, 54, 59, 66, 71, 75, 84, 93, 115
Cuffdruck 43, 54, 59, 66 ,71

Dehnung 19f, 94, 104, 113
Dekanülierung 53, 66, 76, 84ff, 92, 117
Diätetische Maßnahmen 96, 99
Dilatationstracheotomie 42
Druck 19f, 29, 35f, 43f, 48ff, 54f, 58f, 63f, 71, 80f, 83, 87, 94, 113f, 127
Druckschäden 20, 48, 55
Dysphagietherapie 9, 29, 47, 53, 65f, 91, 93, 120
Dyspnoe 45, 51

Eingangsuntersuchung
   -klinische 29, 120
Endoskopie 29, 32, 43f, 87, 92, 102
Entblockung 79f, 82f, 85, 89, 94, 101
Epiglottis 19, 23
Epiglottiskippung 19
Epiglottisschluss 19, 23
expiratorische Lumeneinengung 44
Extubation 43f

Foix-Chavany-Marie-Syndrom 27
Führehabilitationsphase 91

Gastrostomie, perkutan-endoskopische 14, 48f
   -Indikation 14, 49
Glottisschluss 19, 22f, 33, 70, 79, 82, 97, 102f, 112
Glottisverschluss 48f
Granulation 41, 52, 67, 71, 92

Halsmuskulatur 16, 40
Haltung 35, 89, 93, 95ff, 101, 114

Haltungsänderungen 35, 96ff, 114
Hirnstamm 18, 23, 27
Hirnstamminfarkt 27
Hochfrequenzkinematografie s. Kinematografie
Hustenreflex 28, 33ff, 40, 50f, 70, 79, 90, 112
Hustenstoß 43, 51, 74, 81, 90
Husten, willkürlicher 57
Hypoglossusparese 112
Hypopharynx 18, 32, 35, 46, 71

Infektion der Halsweichteile 52
Innendurchmesser 82
Innenkanüle 54f, 60f, 63ff, 82, 85
Insel 26
interdisziplinär 49, 78, 83
Intervalltherapie 78, 84
Intubation 39f, 43, 85, 121f
invasiv, Therapieverfahren 48f

Kabat, PNF 94, 121, 128
Kanüle 11f, 31f, 39, 42, 45ff, 49ff, 57ff, 61ff, 69, 71ff, 79ff, 87f, 90ff, 99, 103, 108ff, 121, 125, 127
-blockbar 55, 60, 67, 69, 109
    -entblockt 60
    -geblockt 50, 72, 83, 110f, 114ff
Kanülenwinkel s. Krümmungswinkel
Kehlkopfhebung 19, 104, 114
Kehlkopfparese 112
Kehlkopfverschluss 19, 39f, 50f
Kieferbeweglichkeit 10, 110
Kinematografie 21, 28f, 34, 36, 79, 86f, 98
Kommunikation 31, 59, 72, 91
Kontraktion, pharyngeale 18
Kopf 39, 45, 93, 97f, 101, 103, 114, 116, 118
    -Anteflexion 97
Kopfaufrichtung 93
kraftvolles Schlucken 103
Krümmungswinkel 54, 63, 71
Kunststoffkanüle 42, 64

Langzeitintubation 40, 43, 85
Lanzventil 55f
Laryngektomie 46, 48f
Larynxelevation 39, 70, 95, 104, 113
Lebensmittelfarbe 32, 88

Lippenschluss 16f, 19
Luftbefeuchter 73

Mallinckrodt-Kanüle 55f, 65ff
Manometrie 29, 35f, 79
Manschette 51, 54f, 57, 59f, 71
Manschettenüberdruck 55
Mendelsohn-Manöver 102, 104f
Methylenblau 32
Myotomie 48ff, 107f

Nachschlucken 90, 103
Nahrung, Positionierung 9, 15f, 23, 30ff, 35, 48, 50f, 57, 59, 70f, 77, 79, 85, 87ff, 95ff, 103f, 110f, 113, 115
Nahrungskonsistenz 99
Narbe, konzentrisch 43f
Nase, künstliche 73
Nasensonde 14
Nasopharynx 18, 20
Nachblocken 54
nicht gefenstert 60f

Operculum 27
orale Phase 16
orale Vorbereitungsphase 16, 24
Oropharynx 83
Ösophagus 18ff, 23, 25f, 29, 35, 39, 48, 70f, 104, 112, 124
ösophageale Phase 26
    -primäre Peristaltik 26
    -sekundäre Peristaltik 26
Ösophagussphinkter, oberer 19
    - Manometrie 35
    - Öffnung 19

Pattern Generator 23, 25
PEG 14, 48f, 77, 85, 111
Penetration 14, 18, 30, 34, 115, 127
ph-Metrie 29, 35, 79
pharyngeale Phase 18, 25, 70
Pharynx 17ff, 22f, 26, 29, 32, 35f, 39, 46, 50, 67, 70f, 83, 97, 110, 112ff, 116, 124
    -pharyngeale Kontraktion 18
    -pharyngeale Reflexaktivität 103
Pharynxkonstriktoren 18

Pharynxperistaltik 112
Phonation 57f, 60f, 63, 67, 72, 80, 85, 113,122
Pinseln 94
Platzhalter (button) 65, 69, 85, 117
propriozeptive Rückmeldung 17f
Pulsoximeter 80
Punktionstracheostoma 52f, 76, 86f

Radiomanometrie 29, 35f
Räuspern 30, 33, 59, 64f, 80, 90
Reflextriggerung 17, 21, 24f
Reflux 35f, 112, 121, 127
Reinigungstechniken 83, 114
Rekurrensparese 27
Retentionen 32, 90, 101, 114ff
Röntgenkinematografie 28f, 34, 36, 79, 86f
Röntgen-Thorax-Aufnahme 44
Ruhebeobachtung 92

Saugendes Schlucken 95
Saug-Press-Versuch 44
Saugpumpenstoß, hypopharyngealer 18
Schlaganfall 20f, 40
Schluckfrequenz 61, 80, 101
Schluckfunktion 26, 80, 88, 123
Schluckmanöver 35, 65, 94, 96, 101f
Schluckprobe 116
Schluckreflex 17f, 21f, 24f, 40, 70, 89, 95f, 112
Schluckreflexauslösung 21, 40, 70, 89, 95f
Schluckreflextriggerung 21, 24f
Schlucktechniken 102
Schluckzentren 23, 27
Seele 54, 63
Sekretbeschaffenheit 74
Sekretmenge 74
Sensibilität 28, 39, 51, 57, 70, 100, 110
sensorische Störung 22
Shiley-Kanüle 60f, 67
Silberkanüle 63f
Silbernitrat 92
silent aspiration 28
Sinus piriformes 22f
Sondensysteme 9
Speichelaspiration 11, 14ff, 25, 30, 32f, 50f,
57, 59, 65f, 73, 79ff, 85, 87f, 90, 95f, 101, 112, 115, 117
Speichelaufstau 33, 51, 87
Speichelfluss 11
Speichelüberlauf 33, 115
Speiseröhre 20
Sprechübungen 95
Sprechkanüle 54, 60, 63f, 69, 72, 82, 84f, 109, 111ff, 115ff, 121
Stent s. Platzhalter (button)
Stimmband 14, 19, 33, 48f, 97f, 102
Stimmbandparese 33
Stimmlippe 19, 58, 107f, 112
Stimmqualität 30f, 51, 64, 83, 90, 108, 110f, 117

Therapieverfahren 48f, 93ff
-kausale 93ff, 113f
-kompensatorische 79, 96ff, 114f
Thermische Maßnahmen 99
-Kälte 99
-Thermosonde 89, 96
-Wärme 99
Trachea 9, 11, 23, 31, 33, 39ff, 49, 51ff, 57ff, 63, 65ff, 69f, 79, 81, 83, 85, 87, 91ff, 108, 111ff, 115ff, 120ff, 127f
-Borkenbildung 52, 54, 67, 73
Trachealkanüle 9, 11, 31, 42, 45ff, 49, 53ff, 57ff, 61, 66f, 69, 71ff, 76f, 79, 81, 83, 85, 87, 91ff, 108, 111ff, 116, 127
Trachealsekret 51f, 73
Trachealstenose 40, 42ff, 54, 65f
Trachealwunde 41
Tracheitis 43
Tracheomalazie 40, 44, 49, 71
Tracheosoft-Evac-Tracheostomiekanüle 65f
Tracheostoma 9, 31, 33, 41, 44ff, 49, 51ff, 57, 65f, 69f, 72f, 75f, 79f, 83, 85ff, 90, 92, 107f, 110f, 113, 116f, 120, 124, 127
-epithelisiertes 41, 52f
-langfristiges 45f
-plastisches 41, 46, 53, 87, 108
-temporäres 45
Tracheostomarevision 52, 92
Tracheostomaverschluss 49, 53, 65f, 69,

76, 85f, 113, 117
   -chirurgisch 86
   -spontan 86
Tracheotomie 9, 11f, 31, 37ff, 47ff, 55, 58, 66, 69ff, 76, 78f, 86ff, 93, 103, 121ff, 125f, 128
Tracheostomie 40ff, 51, 53, 60, 67, 70, 73, 83, 121, 124
Tracheostomiekanal 53, 67, 83
Trockenschluck 100, 115

Übungen, praktische 95
Unterer Ösophagussphinkter 20
Unterlage, rutschfest 89, 101

Valleculae 18, 21,23, 97, 104, 116
Velum 95
Verfahren, adaptative 96
Verlaufskontrolle 34
via falsa 52
Videografie 21, 79, 86f, 97, 112
Visualisierung, dynamische 32

Wahrnehmung 71, 79, 91
Wangenmuskulatur 16

Zunge 16ff, 24, 27, 30, 39, 43, 48f, 54, 75, 79, 83, 85, 87, 89, 94f, 98f, 104f, 110, 113f, 117
Zungengrund 104
Zungenbewegungen 17f, 105
Zungenschubkraft 18f, 104